[美] 肖恩·维格（Sean Vigue）／著

徐慧峰／译

力量瑜伽

全面提升专注力、柔韧性及运动表现

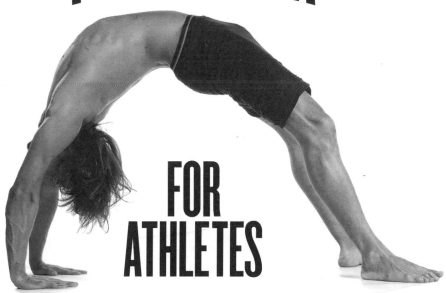

POWER YOGA

FOR ATHLETES

人民邮电出版社

北京

图书在版编目（CIP）数据

力量瑜伽：全面提升专注力、柔韧性及运动表现 /
（美）肖恩·维格（Sean Vigue）著；徐慧峰译. -- 北
京：人民邮电出版社，2017.11
（悦动空间. 瑜伽）
ISBN 978-7-115-46785-0

Ⅰ. ①力… Ⅱ. ①肖… ②徐… Ⅲ. ①瑜伽－基本知
识 Ⅳ. ①R793.51

中国版本图书馆CIP数据核字(2017)第232999号

版 权 声 明

♦ 著　　　[美]肖恩·维格（Sean Vigue）
　　译　　　徐慧峰
　　责任编辑　刘　朋
　　执行编辑　李　宁
　　责任印制　陈　犇

♦ 人民邮电出版社出版发行　　北京市丰台区成寿寺路 11 号
　　邮编　100164　　电子邮件　315@ptpress.com.cn
　　网址　http://www.ptpress.com.cn
　　北京瑞禾彩色印刷有限公司印刷

♦ 开本：690×970　1/16
　　印张：13　　　　　　　　2017 年 11 月第 1 版
　　字数：328 千字　　　　　2017 年 11 月北京第 1 次印刷
　　著作权合同登记号　图字：01-2016-7602 号

定价：59.00 元
读者服务热线：(010)81055410　印装质量热线：(010)81055316
反盗版热线：(010)81055315
广告经营许可证：京东工商广登字 20170147 号

内容提要

简单来说，力量瑜伽就是一些强调呼吸、力量、控制和柔韧性，从一个动作流动进入下一个动作的体式序列。它融合了有氧训练与无氧动作，能够帮助人们制订以整体平衡为目的的健身计划，从而提高在各种不同运动中的表现。

本书介绍了100多个瑜伽体式和27个流动序列，每个体式都配有分步骤练习指导、动作图示，并列出了需要在体式中激活的肌肉群、练习这个体式的主要益处以及最适用于哪些运动类型。当你把这些体式串联成一个充满活力的流动序列时，它就成为了力量瑜伽。

力量瑜伽既是理想的交叉训练工具，也是完美的独立训练方法。本书适合从事跑步、游泳、自行车、高尔夫、篮球、足球、橄榄球等运动的人士阅读。

关于本书的评论

"肖恩是一位博学多才的健身教练，能够和他一起工作使我感到非常自豪。除了技术水平高、知识丰富以外，他的性格也很容易相处。一直以来，他通过瑜伽和普拉提练习激励着不同年龄、性别和技术水平的人。在非传统的健身领域，对于那些希望将自己的运动水平提升到更高层次的运动人士，本书是一个不错的训练标准。"

——迪安·波尔曼，"男性流瑜伽"老板

"肖恩教练的瑜伽课程既十分有趣又充满挑战，他对自己所做的事情很精通。"

——希瑟·卡旁德，"尼克专业健身"老板

"肖恩给所有艰苦的运动带来了光明。他的幽默感让你在感到无法坚持、快要放弃的时候仍然能够保持微笑。在我看来，一个阳光并充满亲和力、能够鼓励你突破自我的老师是珍贵的宝藏——肖恩正是这样！"

——阿德里安娜·米什勒，来自"与阿德里安娜一起做瑜伽"

"肖恩的力量瑜伽训练令我转向瑜伽练习。他是一位非常棒的老师，并且我很喜欢他幽默的授课方式。"

——劳拉·伦敦，来自"劳拉·伦敦健身"

"当我在网上发现肖恩时，我正在寻找练习瑜伽与普拉提的灵感，发现他后我觉得我能够在完成健身目标的同时又享有乐趣！我曾尝试学习过不同的在线课程，但从未看到过像这样人性化的授课方式。肖恩既亲和又考虑周到，并且会让你从他教的各种平板式中忘掉那些烦心事！他的教学方式多种多样，所以你永远也不会厌倦。这样的结合使得学生们长期追随着他，一次次地回到他的课堂上来。我是如此被肖恩激励，以至于我自己现在也是一名瑜伽教练！"

——娜塔莉·卡明斯，"有氧融合瑜伽"创始人

"和肖恩一起工作真的很好玩！我把自己的在线客户介绍给他，因为我知道他们不仅会获得安全又有效的运动，也一定会在这个过程中获得乐趣！"

——达纳·查普曼，来自"真实健身视频"

"我喜欢肖恩对瑜伽的献身精神与孜孜不倦的追求态度，他的个性很有趣，并且他乐于帮助别人。"

——阿里·加米涅夫，来自"阿里·加米涅夫瑜伽"

"我喜欢肖恩！他是我的首选瑜伽教练。"

——派基·唐，"普拉提与整体健康核心解决方案"老板

本书献给我挚爱的父母罗伯特和贝弗莉，感谢
你们长久以来不间断的支持、爱与鼓励。
我爱你们！

目录

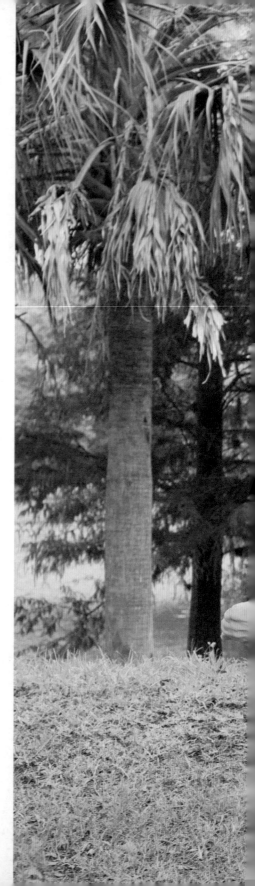

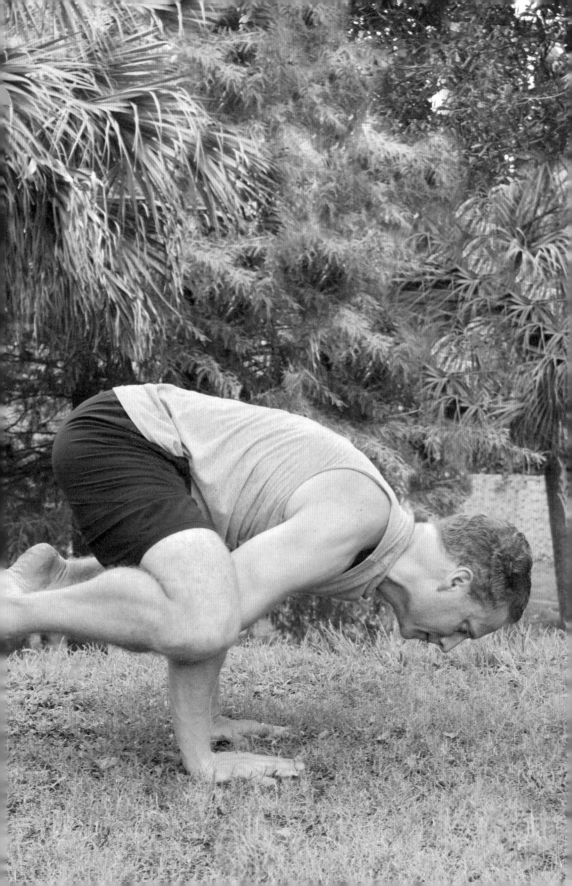

引言

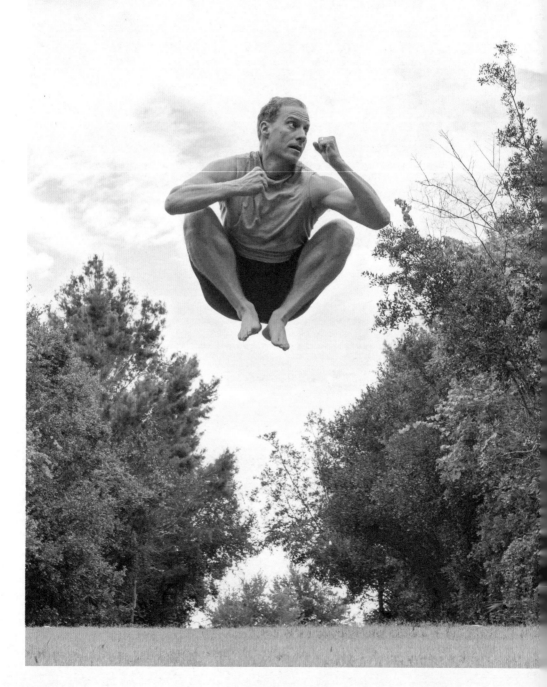

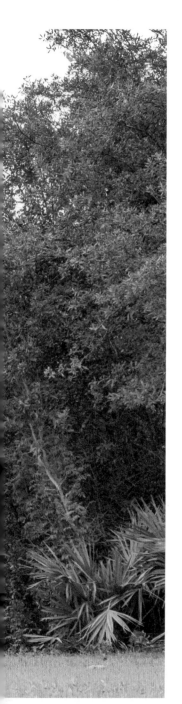

"动作的范围体现小我，动作的控制展现灵魂。"

——约瑟夫·普拉提

无论你选择什么样的运动，瑜伽都有助于提高你的专注力、柔韧性以及运动表现。力量瑜伽特别融合了有氧训练与无氧训练，对于那些想要获得整体平衡的健身计划和强壮、柔韧的身体，以便在他们从事的运动中获得优异表现的运动员来说尤为理想。

研究表明，大多数运动员采用的是一种特殊的训练方法。它是以提高训练的强度和频率为目的，将特定肌肉群独立出来进行训练，这样的训练方法侧重于独立地对身体的不同部位进行训练。而瑜伽则正好相反，它的训练方法是将身体整合成一个整体，训练的重点在于提高动作的质量。这种强调整体性的训练方法能够暴露出那些从未被发现的身体弱点与不平衡的地方。这个结果令很多自认为能够很好地掌控自己身体的运动员感到意外。

本书包括了100多个瑜伽体式以及瑜伽流动序列，是为想要获得身心整合运动的运动员特别设计的。瑜伽是理想的交叉训练工具，也是完美的独立训练方法。无论你是想要提高平衡力、专注力、控制力、呼吸质量、姿态还是柔韧性，也无论是想要加强背部、关节和核心还是想要减轻伤病，它都能够起到积极的作用。每个瑜伽体式都配有分步骤指令和自我练习指导图示，并指出了需要在体式中激活的肌肉群、练习这个体式的主要益处以及最适用的运动类型。这些体式有益于所有类型的运动员，包括跑者、游泳运动员、自行车手、高尔夫球手以及冰球、篮球、足球运动员。当你把这些体式串联成一个充满活力的流动序列（第9~11章）时，它就成为了力量瑜伽。

练习力量瑜伽的重要性

力量瑜伽是运动员的秘密武器。从西雅图海鹰美式足球队到篮球明星勒布朗·詹姆斯，再到新西兰国家橄榄球队，无数高水平的职业运动员都出现在了瑜伽垫上。职业运动员开始转向用瑜伽来提高运动表现、预防损伤、延长职业生涯。尽管瑜伽已经被认为是一种十分适合运动员的训练方式，但是还有很多人不敢一试。他们认为瑜伽是"粗俗的"，是供"娘娘腔"练习的，或者和自己的日常训练内容毫无关系。但是，任何练习瑜伽的人都能随口说出瑜伽的许多益处。瑜伽所包括的动作与身体姿势提供了一种全身整合运动，它能够提高柔韧性、平衡力、专注力、耐力以及自我修复能力。我希望本书能够引起运动人士对瑜伽的兴趣并从中受益。

作为一个前职业歌手、舞者以及瑜伽教练，我亲身体会到瑜伽能够提高运动员的运动表现。我从小就喜欢冰球、足球和篮球这些运动，你能说出的运动项目我都学习过。并且，我的目标是在人生的每一天都充满无限的能量。力量瑜伽给了我这样的能量。在成为一名瑜伽和普拉提教练之前，紧张的排练和演出不断地消耗着我的身体。我的肌肉因为繁重的训练、演出而变得紧张，能量水平下降。这些不仅影响我的排练和演出，也影响了我的睡眠。我的专注力比表演伙伴们要差很多，并且很难记住复杂的音乐、队形和编舞。后来，我发现那些练习瑜伽的表演伙伴们没有像我这样浑身酸疼。当开始练习瑜伽之后，我发现我的身体很快变得强壮起来，专注力像激光一样敏锐。幸运的是，我的表演伙伴们中有一些人是瑜伽教练，他们开始教给我一些力量瑜伽流动序列，这使我的肌肉变得修长、精干并充满力量。

后来，我开始教一些小团体瑜伽课程。通过不断努力，我最终在美国西北部最大的健身俱乐部开始教授力量瑜伽，并受到大家的欢迎。通过练习这些结合了体式、伸展与冥想的瑜伽序列，可以释放一整天的紧张，并且能够建立既强壮又具功能性的肌肉群。瑜伽训练既适合办公室的白领一族，也适用于艰苦训练的运动员。以我教授瑜伽的经验来看，运动员们对于针对他们的职业需要而定制的瑜伽体验有惊人的需求。

预防损伤

运动员经常过度重复使用某些肌肉群，使身体的某个部分过度发展，而忽略了其他部分，这导致身体力量与柔韧性的不平衡。这些被过度发展的肌肉群变得紧张，持续牵拉韧带与关节，减小了运动员的动作范围。举个例子，通常跑者的腘绳肌都很紧张，自行车手的股四头肌都很紧张，那些从事投掷运动的人或游泳运动员也许会抱怨他们的肩部疲劳酸疼，高尔夫球手和网球手或许在某个方向上的旋转自由度要比其他方向上的好。如果肌肉具备更好的柔韧性就能够预防损伤，而瑜伽就旨在锻炼关节周围肌肉群的稳定性与灵活性。

提高运动表现

除了有助于预防损伤、提高柔韧性和扩大动作范围以外，练习瑜伽还能够得到更好的运动表现。例如，勒布朗·詹姆斯将他非凡的耐力归功于瑜伽练习。他说："瑜伽不仅仅是关于身体的运动，也是关于心智的运动，瑜伽技术真正帮助了我。"瑜伽针对全身的整合训练方法是适用于所有致力于提高运动表现的运动员们的终极交叉训练方法。

本体感受

本体感受是用你的心智感知身体的能力。瑜伽能够令你敏锐地感知身体是如何动作的，这有助于提高反应能力、平衡力以及预防损伤。最好多了解如何运用自己的身体，让它发挥最大的潜力。

平衡身心

建立更好的平衡与协调能力，表现为能够更好地控制、运用你的身体。我们知道瑜伽强调将心智和身体作为一个整体而不是身体上某个孤立的部分来进行锻炼。因此，你的身体能够更有效地移动，运动模式与技巧也得到了提高。举个例子，由于身体内部的不平衡，某网球运动员的前臂可能比上臂更有力量。通过练习瑜伽纠正了这种不平衡之后，她的前臂就变得与上臂一样有效率了。

核心力量

增强核心力量是练习瑜伽所获得的最重要的益处之一。一个强壮的核心（腹部、下背、髋部和大腿）对于保持脊柱的健康尤为重要，因为它可以带走脊柱的压力，预防损伤。对

于运动员来说，一个强大的核心还有许多其他的益处，比如能够改善姿态，增进平衡，减轻背疼以及更轻松地呼吸。

呼吸意识

瑜伽教导我们要对自己的呼吸有意识。具备这个意识能够令我们横膈膜的功能增强，并且使肺部扩张到最大容量，这样能够通过增加进入身体和肌肉的氧气吸入量来提高耐力。

集中精神

瑜伽教导我们要活在当下，它能够令我们排除外界的干扰和刺激。任何一个运动员都知道这样的专注力对于运动表现有多重要。

减轻压力

在比赛和训练中，运动员

要持续面对压力与体力的挑战。相反，瑜伽告诉我们要像冥想般地运动，并且教导我们如何放松神经系统。每一个运动员都可以通过练习这个技巧来平缓压力，更好地集中精神。

修复时间

研究表明，运动员能够通过瑜伽练习完全修复损伤。实际上，瑜伽疗法是一项获得西方医学广泛认可并且还在不断发展中的物理治疗手段。除此之外，瑜伽还有助于运动后的放松、修复。

耐力

综上所述，以上所有这些瑜伽的益处都能够提高毅力与耐力。那些坚持得最久的运动员往往能够最终赢得比赛。

如何使用本书

我写本书的目的是希望给运动人士一些指引，使他们能够从容地、没有一丝不安地走到瑜伽垫上开始练习。本书所包含的瑜伽流派通常被称为"力量瑜伽"。简单来说，力量瑜伽就是一些强调呼吸、力量、控制和柔韧性，从一个动作流动进入下一个动作的体式序列。力量瑜伽适合健身房里那些想要进行一定强度的身体训练，并能够在训练中流汗的人们。这是一本任何运动人士在任何地方

都可以使用的练习指南。它有100多个瑜伽体式（含变体），每一个体式都标出了它的目标肌肉群（在每一页都看一下横膈膜是怎样区分身体的前后部分的）。你可以通过查阅每页下方列出的该体式所适合的运动类型的图标，或者本书最后的训练日志，来发现每项运动最适合采用的瑜伽体式。当开始练习这些瑜伽体式的时候，你就能够逐渐掌握本书所列出的27个体式流动序列。

准备好开始了吗？本书包括了11个热身/放松流动序列，能够帮你伸展整个身体，平静心智，放松地全心投入练习的流动序列。书里也有适合在晨间与晚上练习的流动序列。此外，还有为不同运动水平的运动员准备的14个简短而强大的流动序列。准备好尽情地流汗了吗？这里有两个庞大的耐力流动序列，这两个完整的力量瑜伽运动序列能够加速心脏的跳动，让肌肉闪耀汗水的光芒。这样汗流

涣背的训练使你能够在所从事的运动项目中做到最好。你也可以在YouTube网站上看到这两个耐力流动序列的在线视频，并且能够看到这些序列的更多细节。此外，本书后面部分完整的训练日志会告诉你每项运动最适合采用的瑜伽体式。本书是一本可以带到任何地方使用的完整的精选瑜伽训练手册。

你所需要的

我强烈建议大家准备一块薄的瑜伽垫，你可以把它带到任何地方，在想要练习的时候打开来练习。需要注意的是，垫子不要太厚也不要太黏，不然的话很难保持稳定，因为垫子会一直颤动。你也可以在一些柔软的地面上练习，比如在草地上练习，就像我在视频里做的那样，但这样的话，你也许需要处理虫子、干草以及过敏的问题。如果你不能在那些身印体式中把双手连接在一起，可以借助伸展带或小毛巾（也可以用来擦干汗水）进行练习。放一瓶水在旁边，在练习前后及过程中要充分饮水。穿上你最喜欢的运动服装，确保这些衣服略微宽松并且舒适。准备好开始流汗吧。

何时练习瑜伽

本书最棒的一点是它能够配合繁忙人士的日程。你可以在一天的开始独自练习，或是在现有的训练前后练习，当然也可以作为缓解压力或上床睡觉之前的练习。本书包括了适合以下所有情况的流动序列：从热身到放松序列，再到一个不可思议的激活全身的整合力量瑜伽流汗盛宴。体验这些序列，多试几次，尝试不同的训练，来找到最适合你的瑜伽练习。你也可以将书中的体式用于伤病的恢复，因为这些体式可以让你的身体保持清爽和柔韧的状态，充满活力。你的瑜伽旅程是你自己的，坚持练习，在练习中不断成长。

倾听你的身体

在开始练习瑜伽之前，评估一下身体状况是个不错的主意。时刻关注练习中的感受，并且感受体式是如何影响自己的。如果你倾听自己身体的话，瑜伽总会在你需要的时候帮助你。在练习瑜伽的任何时候都不应该有疼痛产生。如果感到疼痛，你应该停下来，或者用书里其他的变体代替这个让你感到疼痛的体式。只需要花一秒钟来调整体式，你仍然可以保持继续流动。做一次快速的呼吸，然后继续保持专注。永远对自己诚实，做自己练习的主人，使得每一次力量瑜伽练习都能够愉悦、专注。

你准备好运用这个秘密武器了吗？是时候释放你所有的潜能并在现有水平上提高你的运动表现了。当你有力量瑜伽这个秘密武器在手时，为什么还要给你的对手机会呢？是时候采取行动了。现在是你成为冠军的时候了。期待着在瑜伽垫上见到你！

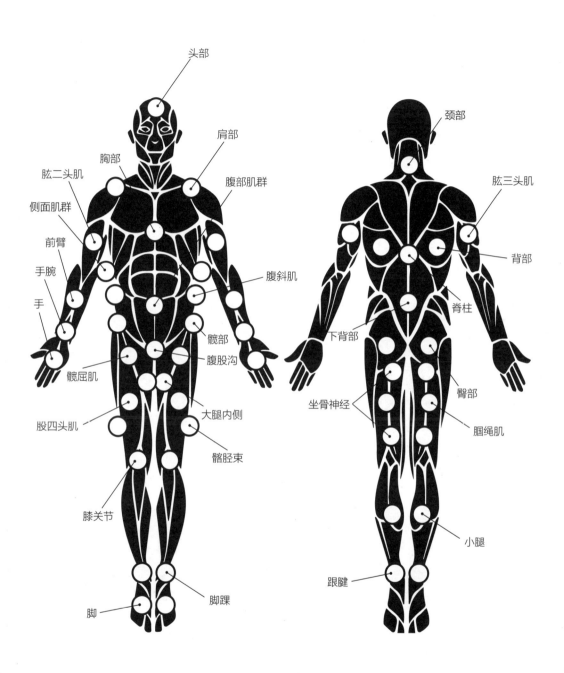

头部

肩部

胸部

肱二头肌

腹部肌群

侧面肌群

前臂

手腕

手

腹斜肌

髋部

腹股沟

髋屈肌

大腿内侧

股四头肌

髂胫束

膝关节

脚

脚踝

颈部

肱三头肌

背部

脊柱

下背部

坐骨神经

臀部

腘绳肌

小腿

跟腱

*腹部与下背部构成了你的核心。

图标说明

 跑步/慢跑

跑者常常被腘绳肌、下背部、小腿、髋部以及肩部折磨，这些情况会让你在跑步中慢下来。每个力量瑜伽体式都着重于伸展这些关键部位，让你不必再与这些僵紧的肌肉做斗争，而是去加强整体协调性，从而不断扩大步幅与提高速度。

 游泳

游泳有可能导致身体的顺位失调，缺乏骨骼力量与密度，或者使肩部非常紧张。骨骼是活体组织，它支撑身体重量，以此对抗地心引力制造的用来增加骨密度的压力。这里同样有大量的体式来伸展紧张的肩部，平衡身心。

 自行车

瑜伽是撕裂的双腿、强壮的心脏以及僵紧的髋部的好伙伴。通过保持肌肉伸展与平衡，你可以带着不断增加的能量，在车座上骑更长的时间。瑜伽的身心连接能够增强你在汗流浃背的长途骑行中的专注力。

 高尔夫

最近我建议我的父亲去练瑜伽，因为他在身体扭转的时候有柔韧性方面的问题，并且他的上杆动作也受到平衡力下降的影响。通过练习，他在核心力量、脚球控制以及上杆力量方面有了巨大的进步。他现在已经80岁了，但是球打得比他年轻的时候还要好。

 网球

我打网球已经很多年了，但总是在平衡前臂和上臂方面存在问题，我上臂的表现总是因为缺乏柔韧性与核心力量的支撑而受到影响。进行力量瑜伽练习之后，虚弱的上臂变得格外有力量，并且十分精准，再加上耐力与专注力的配合，我开始赢得比赛。

 棒球/板球

在棒球运动中，就算是不得不长时间坐着或站立，身体都必须保持备战状态。力量瑜伽通过将你全身的肌肉持续保持在稳定受控的状态，来帮助你应对运动中的各种挑战。专注于核心力量以及柔韧性的训练有助于加强你在挥杆、跑动中的表现，并且让你在从一个静止的姿势开始动起来的时候更轻松，更精确。

 篮球

篮球是一项卓越的运动，它需要耐力、灵活性以及超强体力，让你感到疲劳的爆发速度。很多顶尖运动员开始运用瑜伽来保持柔韧性，锻炼踝部肌群，增强耐力，这些益处令他们能够在场上保持顺畅的跑动。

 冰球

冰球是我最喜欢的运动已经不是什么秘密，我有幸在成长的过程中打过10年冰球。而瑜伽在保持你的核心、腿部、臀部以及髋关节强壮的同时，还能放松、伸展整个身体。通过有规律地练习书中的体式，你将能够围绕你的对手绕圈滑行，避免因为被击中而不得不结束职业生涯的噩运。

 橄榄球

你知道谁在练习瑜伽吗？超级碗的冠军西雅图海鹰队都在练习。越来越多的橄榄球场上的战士开始蜂拥而上，通过练习瑜伽来提高他们的功能性力量、呼吸效率、速度、专注力，并且不容易受到运动损伤，以便在这项有史以来最残酷的运动中延长他们的职业生涯。

 足球

我曾经踢过几年足球，我发誓它是最艰苦的有氧运动。球场非常大，你需要不断移动来接近足球并把它踢进对方的球门中。通过在训练中加入瑜伽练习，你会获得这项运动所需要的极大的灵活性和耐力，并且能够降低受伤的风险。

第1部分
体式

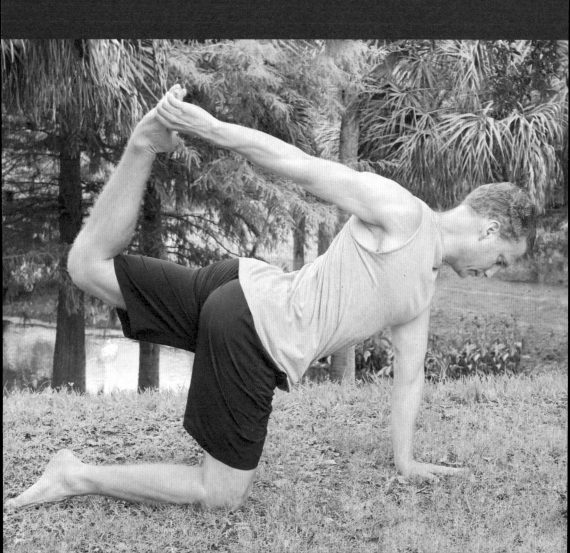

第1章
热身与专注

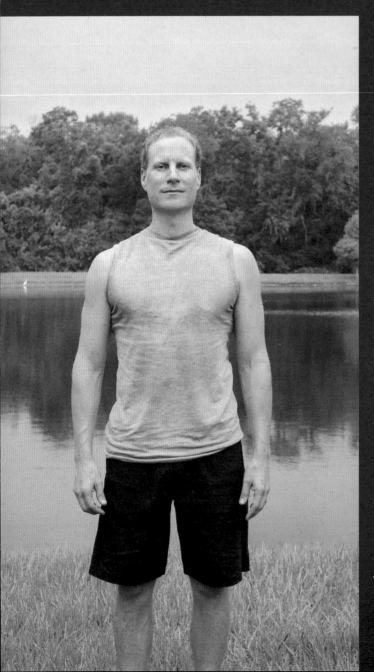

　　一趟令你变得更强壮、更健美、更具柔韧性的旅程即将从这里开始。在这些精选的热身体式中，你将发现通往力量瑜伽训练的大门。有效的热身能够让更多的血液进入工作肌群，降低肌肉僵紧程度，减小受伤风险，改善生理与心理的运动表现。本书中的每个体式都是从一次呼吸开始的，所以要确保你能够始终保持运用深层腹肌来呼吸，让肌肉充分浸润在氧气中。为了确保你在呼吸时使用了正确的部位，可以将手指环绕在肚脐周围，并且同时通过鼻孔吸气与呼气5秒。如果你的胃部没有"凸出来"，那么呼吸方法就是正确的。将呼吸动作扩展到身体侧面与下背部来吸取更多的氧气，以一种平稳的节奏来保持呼吸。你呼吸得越深，就能获得越多的能量和越高的专注力。学习这些体式时，我建议将每个体式保持5~10次呼吸，或者保持30~60秒的时间来获得最充分的身心连接。准备好了吗？让我们开始吧！

山式

　　站立！这个体式通过调整你的姿态，可以隔绝和外在世界的联系，将注意力转移到呼吸上来，把心智、身体与精神带入力量瑜伽练习之中。

1. 双脚分开，与髋同宽，双臂放在身体两侧。

2. 肩部向后向下压来增大耳朵与肩部之间的空间。同时，将下巴稍向内收，想象在下巴与胸口之间轻轻夹着一个橘子，以此来打开颈部后侧并放松下巴。

3. 用腹部肌群做5~10次深呼吸，在呼气的同时给腹部一些压力来点燃腹肌，准备好练习后面的体式。

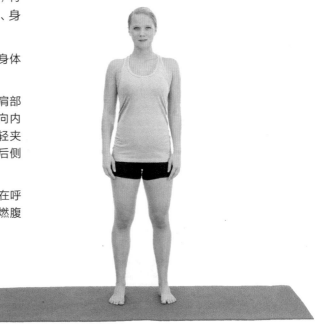

目标身体区域：

脚、脚踝、股四头肌、腘绳肌与核心。

适用的运动类型：

   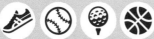

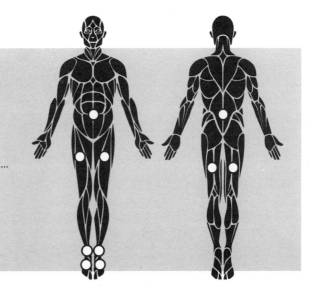

侧屈式

运用这个侧屈动作来伸展身体侧面，加强大腿力量，放松脊柱。

1. 从山式开始，吸气并伸展右臂，在呼气时让身体向左侧弯曲。

2. 保持双肩下压，在吸气回到中心的同时将右臂落下，伸展左侧身体。

3. 伸展左臂，在呼气的同时让身体向右侧弯曲。

伴随着深呼吸，每侧重复5次。

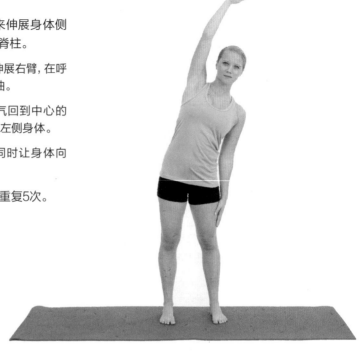

目标身体区域：
脚、脚踝、股四头肌、腹斜肌、侧面肌群与脊柱。

适用的运动类型：

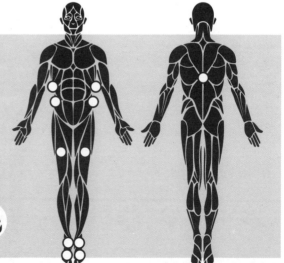

后弯式

这是一个很棒的减轻下背部压力、打开腹部肌群的体式。

1. 从山式开始, 吸气, 将双臂举起来, 手指并拢。

2. 呼气时, 轻轻向后弯, 同时保持双肩放松, 大腿收紧。

3. 吸气, 回到站立姿势。伴随深呼吸将这个动作重复5次。根据需要, 可以将这个体式保持得更久一些。

变体: 将双手放在下背部来得到更多支持体式。

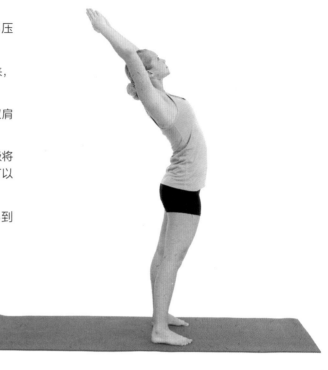

目标身体区域:

脚、脚踝、股四头肌、核心、胸部。

适用的运动类型:

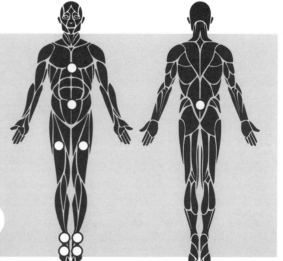

前屈折叠式

这是一个神奇的体式，它能够解锁、提升你的身体，并减轻身体的压力。

1. 从山式开始，吸气，将双臂举过头顶，呼气时从髋部开始向前折叠身体，向着地板方向缓慢地弯曲脊柱。

2. 在深呼吸的同时，保持双膝柔软，把重心落到脚趾上，最大程度地张开脚趾。

3. 保持头部与颈部放松，双臂自由下垂。保持5~10次呼吸，每次呼气时收紧腹肌来保护并支持下背部。

4. 吸气，在保持腹肌收紧的同时让脊柱逐节卷起，回到站立姿势。重复5次。

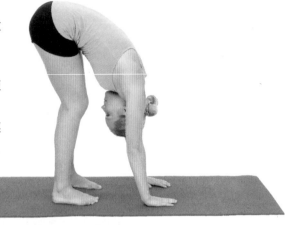

目标身体区域：

小腿、腘绳肌、下背部、脊柱与头部。

适用的运动类型：

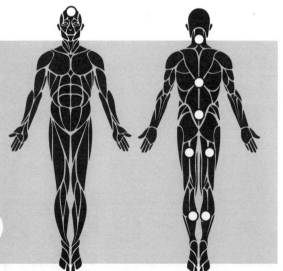

平背式

想真正地拉长脊柱吗?让我们来做平背式!

1. 从前屈折叠式开始,吸气,把指尖放在小腿或地板上。同时保持双肩向后张开,颈部拉长。

2. 保持核心收紧,把身体的重心落在脚后跟上,并拉长双腿,以这个姿势维持5~10次呼吸。释放体式,回到前屈折叠式,然后重复。

变体: 指尖落于小腿处。

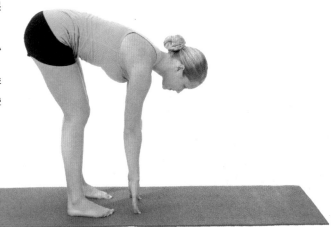

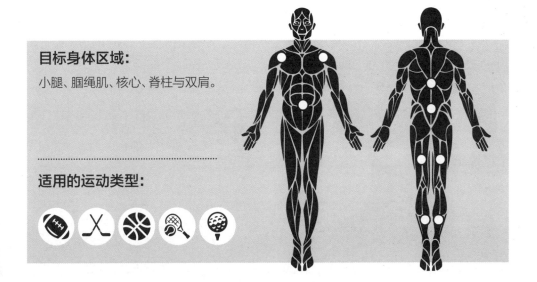

目标身体区域:

小腿、腘绳肌、核心、脊柱与双肩。

适用的运动类型:

21

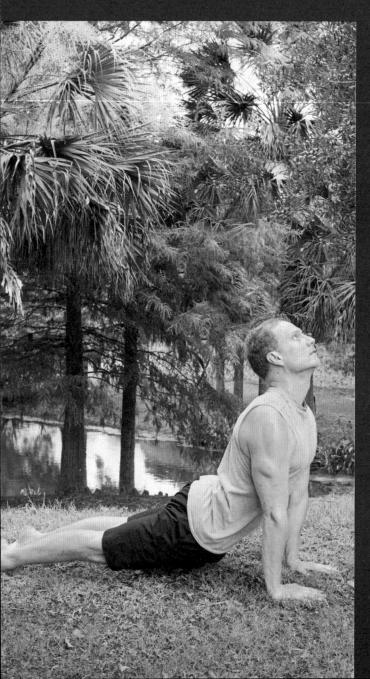

第2章
基础

运动员在训练中需要强大的生理与心理基础，下面介绍能够建立起强大核心根基的经典体式。发展肌肉的正确顺位排列记忆能将瑜伽练习者带入后面更具挑战性的体式练习，这是既安全又强大的练习。运用本章的内容来练习专注，试着在训练中将身体和心智作为两个同等的部分来对待。当练习这些体式时，我总是像第一次遇到那样来重新学习它们，并做进一步的探索。即使是最高级的瑜伽士与运动员也不会停止练习这些最基础的瑜伽体式。你的瑜伽练习效果会从这些基础体式中得到明显提升。

下犬式

这个体式绝对是力量瑜伽的核心，因为所有体式都是从这个体式流动而来的。下犬式是一个有力量的站立体式，或者说是令人兴奋的瑜伽流动序列的中心，这个强烈伸展的体式可以让富含氧气的血液流入头部。每个人每天都应该练习下犬式来改善运动表现。

1. 从前屈折叠式开始，双手向前伸展，直到身体形成一个金字塔的形状。

2. 张开手指，吸气时放松颈部，并将尾骨往天空的方向提升。

3. 呼气，将脚跟向地面下沉，拉长双腿，胸部往腿的方向移动。在这里保持5~10次深呼吸。

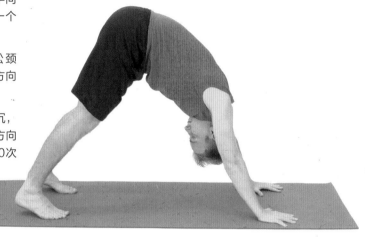

目标身体区域：

跟腱、小腿、腘绳肌、脊柱、肩部、颈部与头部。

适用的运动类型：

三腿狗式

构建更多的平衡，将你的下犬式带入下一个层次。

1. 从下犬式开始，吸气，同时向天空方向抬起右腿，始终保持收紧手臂与核心来保持平衡。

2. 一边吸气一边将腿抬得更高，并在每次呼气时继续伸展双臂。在另一边重复这个体式之前，在这里保持5~10次深呼吸。

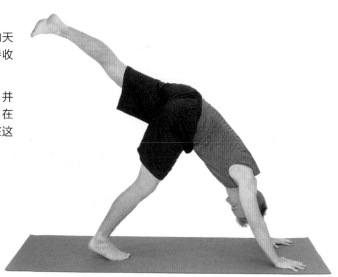

目标身体区域：

跟腱、小腿、腘绳肌、肱三头肌、臀部、髋屈肌、核心与肩部。

适用的运动类型：

    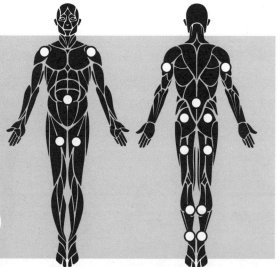

上犬式

这是一个有效伸展下背部与胃部,并同时刺激神经系统的体式。

1. 从下犬式开始,将重心向前移动成为平板式(见第87页),然后慢慢向地面方向放低身体。

2. 将双手放在肩部下方,调整双脚,直到脚尖部分平落在瑜伽垫上。吸气,收紧臀部与大腿,并将胸部压向天空方向。

3. 双肩向后向下转动,打开胸部。除了双手与脚尖以外,将身体其他部分全部从地面抬起来。在这里保持5~10次深呼吸。

   变体: 把膝盖放到垫子上。

目标身体区域:
核心、胸部、手腕、肱二头肌、肱三头肌、背部与肩部。

适用的运动类型:

宽腿下犬式

从这个下犬式的变体中让脊柱获得充分伸展，这个体式也可以给大脑带来大量的氧气。

1. 从下犬式开始，双脚放到垫子边缘。

2. 在每个呼气中，让胸部更多地往腿的方向移动，并将上半身慢慢地往两边摆动。

3. 吸气，回到中心。保持脚跟向下沉，放松头部和颈部。保持5~10次深呼吸。

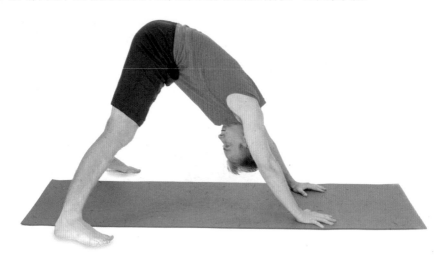

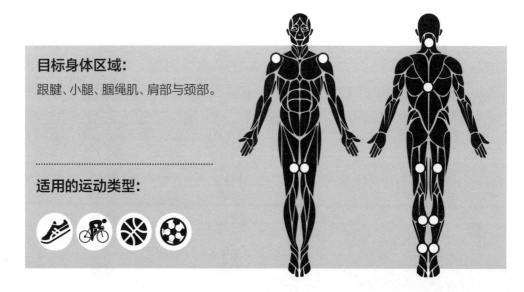

目标身体区域：

跟腱、小腿、腘绳肌、肩部与颈部。

适用的运动类型：

幻椅式

需要一些能量吗? 这个体式能够激活全身的能量, 建立起强壮的臀部与大腿, 它同样能够改善平衡力与专注力。

1. 从山式开始, 将重心移动到脚跟与臀部, 并将臀部向后移动, 直到身体呈下蹲的姿势。

2. 吸气, 将双臂与胸部向天空方向延伸, 同时保持双肩和手指放松, 脚趾张开。

3. 呼气时将臀部更多地向后压, 吸气时将双臂抬起更多。脚趾应能够自由移动。保持5~10次深呼吸。

变体: 将双手合十落于胸前（祈祷姿势）。

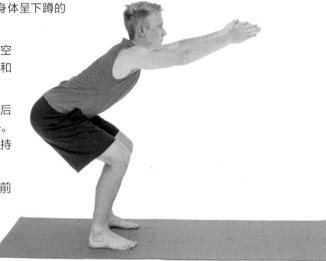

目标身体区域:

脚踝、跟腱、小腿、股四头肌、大腿内侧、髋部、臀部与下背部。

适用的运动类型:

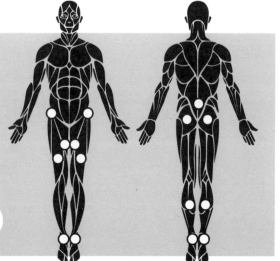

骆驼式

　　骆驼式能够通过强烈的伸展来真正地打开身体前侧，并通过纠正圆肩体态来改善姿态。骆驼式也能够刺激肾脏，打开呼吸通道。如果你的下背有问题，请跳过这个体式。

1. 跪在垫子上，双膝与髋同宽，双手落于下背部，脚尖落在垫子上。

2. 吸气，将身体抬起更多，并将髋部向前压。在继续打开胸部的同时，将双手滑动到脚跟位置，始终保持略收下巴。

3. 呼气时继续将髋部、大腿和胃部向前压，在这里保持5~10次深呼吸。回到跪姿，出体式。

    变体: 保持双手落在下背部。

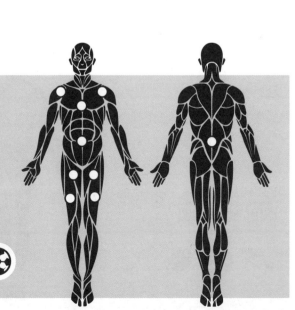

目标身体区域:

股四头肌、髋屈肌、核心、胸部与肩部。

适用的运动类型:

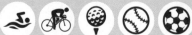

高山式

站直，为这个能改善姿态、建立自信与专注力的体式感到骄傲。

1. 从山式开始，掌心朝内，双臂上举过头，保持双肩放松下沉。

2. 双脚下沉，指尖往天空方向延伸。在这里保持5~10次深呼吸，体会身体内部的力量。

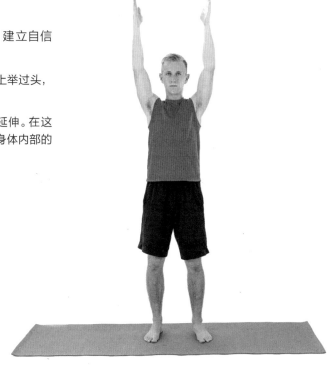

目标身体区域:

脚、脚踝、股四头肌、核心与肩部。

适用的运动类型:

29

肩倒立

这个体式也许是所有瑜伽体式里最受喜爱的体式。它在建立平衡与核心力量的同时可以促进甲状腺与脑部的血液循环，并且能够平静心智与身体，让自己专注起来。

1. 躺在瑜伽垫上，呼气时向天空的方向抬高双腿。将双手放在下背部来支撑体式，保持视线看向脚趾。

2. 在空中伸直双腿，伸展大腿，并绷起脚趾。

3. 保持下巴略收，颈部放松，手肘互相靠近。在肩部与核心区域找到平衡。在这里保持5～10次深呼吸，或者直到这个体式不再令你感到舒适为止，然后慢慢地将背部落下，将双膝收向胸前。

   变体：保持膝关节弯曲。

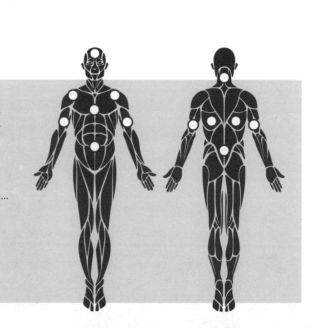

目标身体区域：

核心、胸部、肱二头肌、肱三头肌、背部、肩部、颈部与头部。

....

适用的运动类型：

   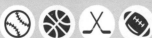

犁式

是时候激活你的整个神经系统了。这个体式能够缓解颈部和肩部的紧张。如果你有颈部问题，请跳过这个体式。

1. 从肩部倒立开始，慢慢地伸展双腿，直到双脚落到头部的前方。

2. 放松头部与颈部，双手放在下背部来支撑身体，试着让脚趾碰到地面。如果做不到也不用担心，但是要在伸展中保持呼吸。

3. 保持双眼看向上方，双臂落到地面，如果可以的话，将十指交扣。在每次呼气时继续慢慢伸直双腿。结束体式之后，慢慢地将双膝收向胸前。在这里保持5~10次深呼吸，或者直到这个体式不再令你感到舒适为止。

变体： 保持膝关节弯曲，或者保持双手放在下背部。

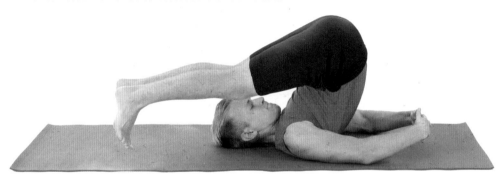

目标身体区域：

小腿、腘绳肌、腹部、脊柱、背部、肩部与颈部。

适用的运动类型：

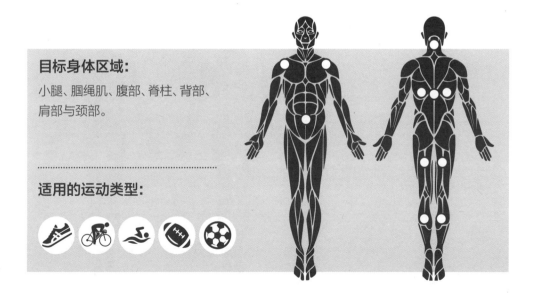

门式

这是打开通往获取更多能量的最佳体式之一，并且能够强烈地伸展脊柱两侧的肌群。

1. 双膝与髋同宽，跪在垫子上。将左脚伸向左侧，并且使腿、脚和髋部保持在一条直线上。

2. 把你的左手放到左腿上，吸气并将右臂举过头顶。

3. 呼气，在右臂向左侧屈的同时左手滑向左脚。保持肩部向后向下，腹部向内拉。在这里保持5~10次深呼吸，吸气时回到中心，然后在另一边重复。

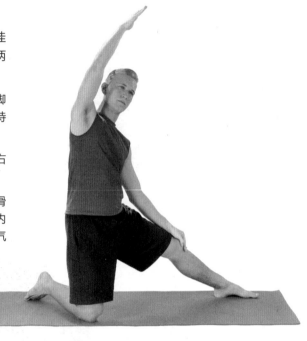

目标身体区域：

小腿、腘绳肌、大腿内侧、侧面肌群、胸部与肩部。

适用的运动类型：

 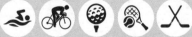

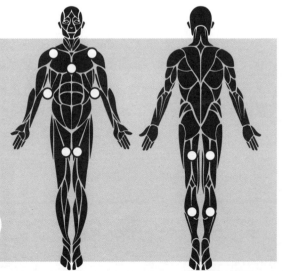

弓式

如果你想要拥有健康的脊柱和放松的股四头肌，请趴下来做这个体式。

1. 趴下来，将双臂伸向身体两侧，保持膝关节弯曲成90度。

2. 将耻骨压向垫子，抬起胸部，抓住脚或脚踝。如果抓不到的话，你也许需要一条小毛巾或一根伸展带来帮忙。

3. 将脚趾压向天空，同时注意略收下巴，提升胸部。尽可能伸展双臂，将肩部向后拉。保持5~10次深呼吸，或者直到这个体式不再令你感到舒适为止，然后释放。

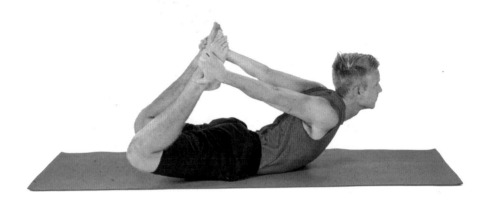

目标身体区域：

股四头肌、腹部、胸部、前臂、脊柱与肩部。

适用的运动类型：

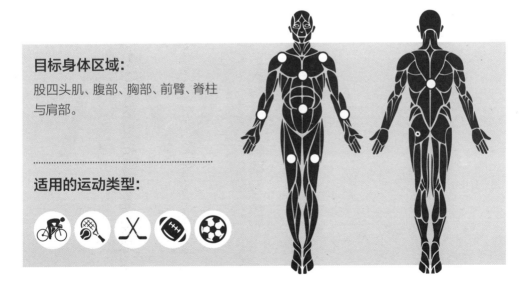

海豚式

如果你在寻找一个能够强健手臂和肩部的体式，那么海豚式是一个不错的选择。

1. 从下犬式开始，把前臂放在地板上，然后让双脚朝着手臂的方向移动几厘米。

2. 呼气，让胸部朝着双腿的方向移动，同时主动将脚后跟压向地面。

3. 保持头部和颈部放松，将尾骨向上提升。在这里保持5~10次深呼吸，然后让膝盖落到地面。

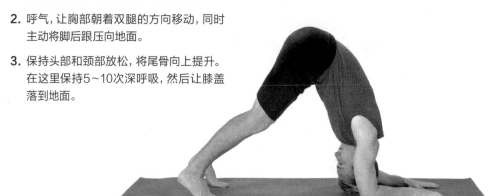

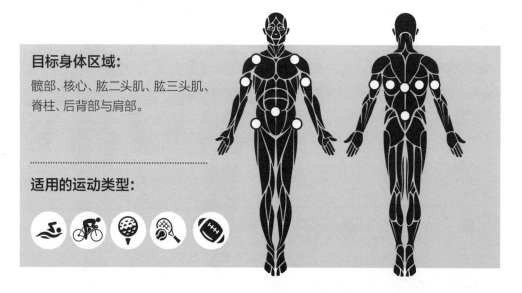

目标身体区域：

髋部、核心、肱二头肌、肱三头肌、脊柱、后背部与肩部。

适用的运动类型：

乌鸦式

这个强大的手臂平衡体式能够建立起令人惊叹的上身力量以及平衡。

1. 从屈膝下蹲的姿势开始，双脚与髋同宽，打开髋部。

2. 双臂放在大腿内侧，双手落于地面，然后将重心向前移动，直到双脚可以离开地面。在乌鸦式上找到平衡后，在这里保持5~10次深呼吸。

变体： 这是一个非常有挑战性的体式，在能够完成双脚离开地面的完全体式之前，可以从保持双脚不离开地面、将重心前后摆动的变体开始练习。

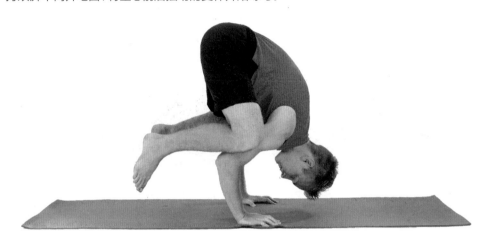

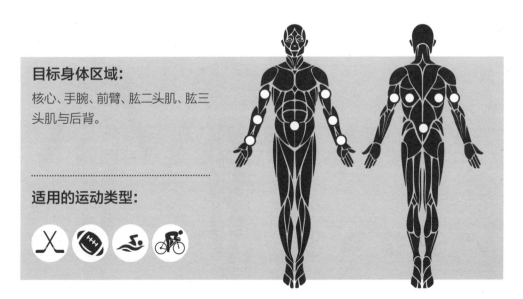

目标身体区域：

核心、手腕、前臂、肱二头肌、肱三头肌与后背。

适用的运动类型：

35

鸽子式

　　紧张的髋部会导致下背部僵紧, 幸运的是鸽子式能够改善这个情况。

1. 从下犬式开始, 弯曲左膝并滑动到垫子的前端, 同时保持右腿向身体后面伸直。

2. 打开左髋, 将重心放在身体的中心, 保持双手撑地来维持体式。

3. 每次呼气时, 打开左髋并伸展右侧髋屈肌, 同时双手向前移动得更远一些。在这里保持5~10次深呼吸, 然后换另一边重复。

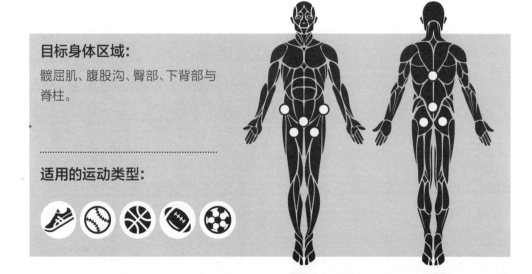

目标身体区域:

髋屈肌、腹股沟、臀部、下背部与脊柱。

适用的运动类型:

虎式

虎式能够放松身体, 建立平衡。这个体式能够释放坐骨神经的压力, 并能够伸展股四头肌。

1. 从双手双膝落于地面的四柱支撑式开始, 双手位于肩部的下方, 膝盖位于髋关节下方。

2. 将左腿伸向身体后侧, 并弯曲成90度, 同时将右臂伸向身体右侧。

3. 用右手抓住左脚, 脚趾向上伸展, 膝盖始终保持在中心。在这里保持5~10次深呼吸。释放体式, 在另一边重复。

变体: 进入体式后, 保持右臂在身体侧面。

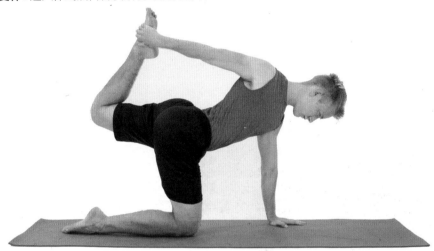

目标身体区域:

股四头肌、髋屈肌、核心、脊柱与肩部。

适用的运动类型:

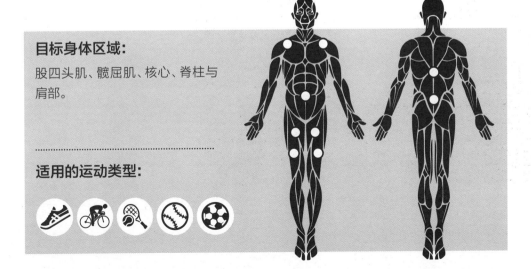

第3章
平衡

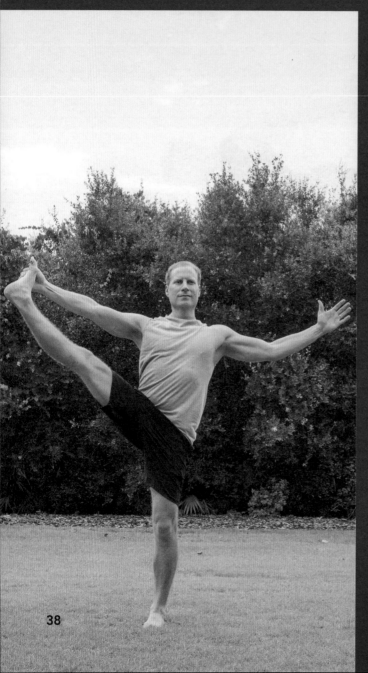

要成为一名精英运动员，你必须要有平衡力——平衡心智、身体和精神的能力。瑜伽平衡体式之所以如此强大是因为它将这3部分融合成一个不可分割的整体，缺一不可。你的整个身心都必须协同工作来保持一个平衡体式的稳定。如果你摔倒了，没关系，站起来再试一次。这些平衡体式的目的是要教导我们怎样带着诚实与谦卑去专注与坚持训练。另外，平衡体式在减轻压力、消除疲劳的同时还有助于改善协调能力，增强力量，发展平衡。让我们帮助你找到在任何运动项目中都能够保持强壮的那种专注力。

树式

学习在艰苦的暴风雨中保持平衡与专注。这个体式在改善姿态的同时，建立起一个强壮的身心与专注力。

1. 从山式开始，双手在胸前合十并打开左髋。保持肩部放松。

2. 将左脚放在右腿内侧的膝关节上面或下面，右膝略微弯曲。呼气时，给腹部一个向内挤压的力。

3. 找到一个凝视点，在这里停留5~10次呼吸，然后在另一边重复。

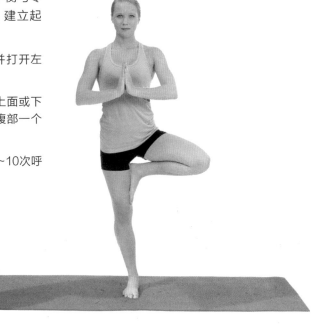

目标身体区域:

脚、脚踝、小腿、股四头肌与核心。

适用的运动类型:

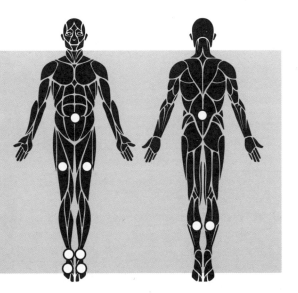

伸展树式

　　将你的树式练习带入下一个阶段。练习伸展树式需要更多的平衡力与核心力量。

1. 从树式开始，掌心相对，双手举过头顶。

2. 保持肩部放松，在这里停留5~10次呼吸。两边都做。

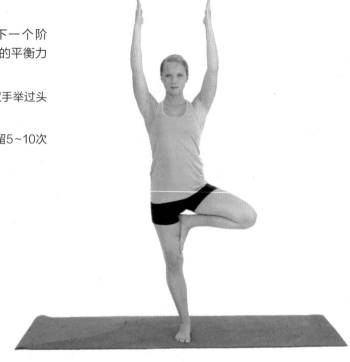

目标身体区域：
脚、脚踝、小腿、股四头肌、核心与肩部。

适用的运动类型：

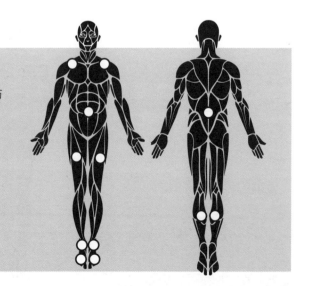

柳树式

打开髋部以及整个身体，将你的树式练习带入一个完全不同的阶段。柳树式可以更多地加强臀部与核心力量。

1. 从树式开始，抬起左腿，伸展双臂，弯曲手肘，并将手掌压向左边。

2. 打开左髋，勾起左脚，继续将手掌压向左边。保持左腿的高度，不要让它落下。在这里保持5~10次深呼吸，然后在右边重复。

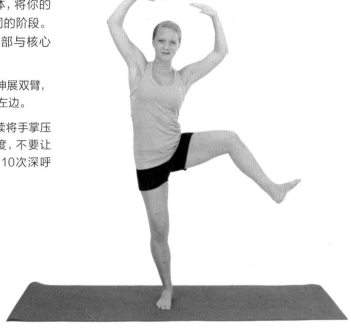

目标身体区域：
脚、脚踝、小腿、股四头肌、腹股沟、臀部与核心。

适用的运动类型：

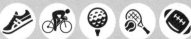

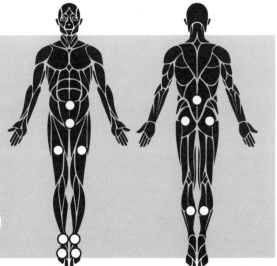

头到膝式

　　在这个平衡体式中尽情地燃烧一些热量吧。通过这个体式可以建立起专注以及平衡力，这是多么美妙啊!

1. 从站立姿势开始，十指交扣勾住大腿后侧，将左膝拉向胸口。

2. 十指交扣勾住左脚脚尖，在呼气中慢慢地将左腿向前伸展。在每次呼气时延伸左腿，并将你的头部向膝盖伸展。

3. 尽量伸直双臂，在这里保持5~10次深呼吸，然后在另一边重复动作。

　　变体: 当你将膝盖拉向胸部后，停下并保持该姿势。

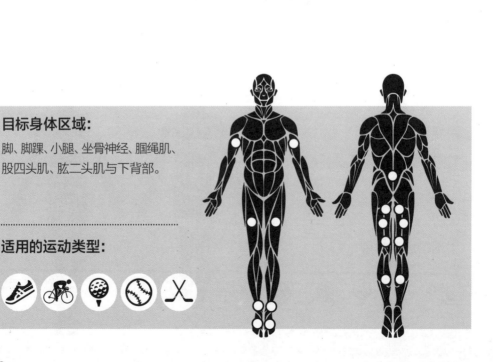

目标身体区域:
脚、脚踝、小腿、坐骨神经、腘绳肌、股四头肌、肱二头肌与下背部。

适用的运动类型:

舞者式

这个优雅的体式能够加强双腿和上臂的力量，并能够锻炼你的意志力。它也能打开胸部与肺部，改善呼吸。这是一个很棒的能够发展平衡、专注于当下的体式。

1. 从站立姿势开始，向前伸展右臂，左手从身体内侧抓住左脚。

2. 吸气时抬高左脚，保持左膝收向内侧中心，右臂向前伸展。

3. 呼气时尽量伸展左臂，将胸部和左腿向上提升。右膝略微弯曲，在这里保持5~10次深呼吸。换另一侧重复。

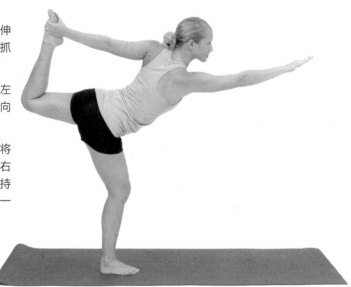

目标身体区域：

脚、脚踝、小腿、股四头肌、核心、脊柱与肩部。

适用的运动类型：

  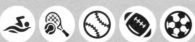

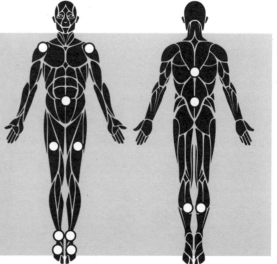

半俄罗斯人式

如果你不能做到完全体式，可以做这个充满挑战的半俄罗斯人式。这是一个需要大量核心力量与控制力的、颇具挑战性的体式。

1. 从站立体式开始，打开左髋，用左手抓住左脚踝或左脚。

2. 将左腿往左边伸展，同时将右臂伸向右侧来帮助身体保持平衡。

3. 保持双肩和右膝放松，完全伸展左臂。在这里保持5~10次深呼吸，然后在另一边重复。

变体：用左手去抓左边的腘绳肌，然后向左边伸展，保持膝关节略微弯曲。

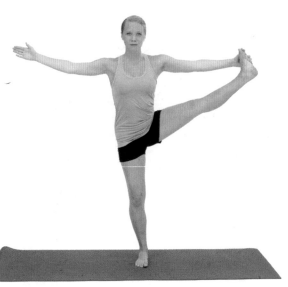

目标身体区域：

脚、脚踝、小腿、股四头肌、大腿内侧、腘绳肌、腹股沟、核心、胸部与肩部。

适用的运动类型：

 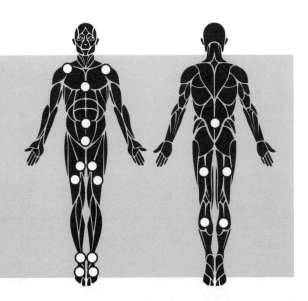

站立扭转式

　　这个体式是在站立平衡体式的基础上创造出的一个全新的扭转姿势。站立扭转式能够伸展髂胫束，打开呼吸，也能够改善平衡与专注力。

1. 从站立姿势开始，用左手将左膝拉向胸部。

2. 用右手抓住左脚，向前伸展左腿。

3. 在将左脚拉向右边的同时，将左臂往左边打开，形成一个扭转的动作。继续让上半身往左边转动进入完全扭转动作。如果可以的话，在这里保持5~10次呼吸，然后在另一边重复。

　　变体：保持左膝弯曲，右手放到大腿外侧。

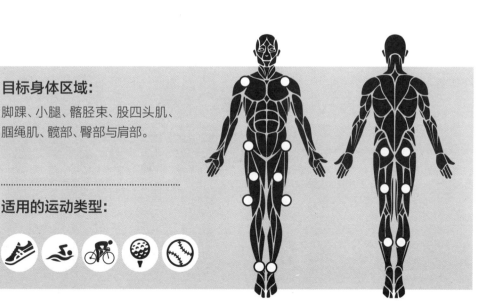

目标身体区域：

脚踝、小腿、髂胫束、股四头肌、腘绳肌、髋部、臀部与肩部。

适用的运动类型：

  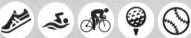

鹰式

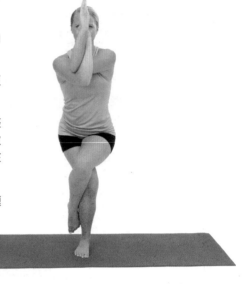

这是我最喜欢的打开双肩、锻炼腿部力量的体式。这个体式激励我们建立专注与自信。

1. 将左臂向前伸展，右手缠绕在左臂下方，合掌，向后坐，进入幻椅式。

2. 左腿缠绕右腿，并保持髋部朝向正前方。臀部更多地向后压。

3. 抬起手指，放松双肩，手肘向前拉，完全激活整个体式。找到你的专注点，在这里保持5~10次呼吸。换另一边，左脚落在地面上，左臂缠绕在右臂下方，重复上述动作。

   变体： 下半身保持幻椅式，而不需要将双腿缠起来。

目标身体区域：

脚、脚踝、小腿、股四头肌、核心、手腕、前臂、后背部与肩部。

适用的运动类型：

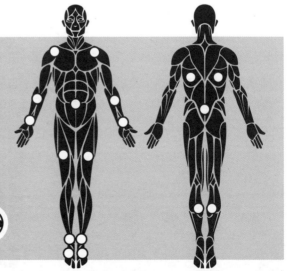

单腿幻椅式

　　这是一个将腿、臀部以及核心融合到一起的神奇体式。这个体式能够将平衡与专注结合起来，并能够打开髋部。

1. 从站立姿势开始，双手合掌，将左脚踝放在右侧大腿上。

2. 在胸前合掌，收紧臀部与右膝，向后坐，进入单腿幻椅式。

3. 把手肘放在左腿上，保持臀部收紧。收紧核心，保持上身抬起。在这里保持5~10次呼吸，然后在另一边重复。

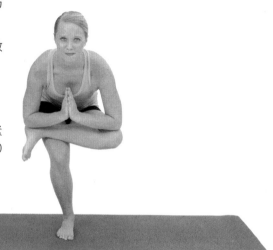

目标身体区域:

脚、脚踝、小腿、腘绳肌、股四头肌、髋部、臀部与核心。

适用的运动类型:

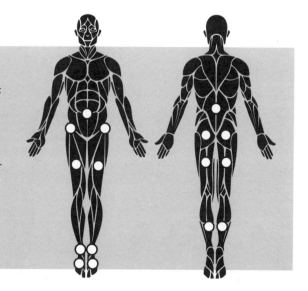

星式

在这个简单而又有挑战性的体式中做一颗闪亮、平衡的星星，它也能够改善体态。

1. 从站立姿势开始，左腿向后方对角线的方向伸展，同时双臂向上高举过头。

2. 收紧臀部，左腿进一步向后抬起，放松双肩。

3. 稍稍放松左膝，尽量向后伸展双臂。在这里保持5~10次深呼吸，然后在另一边重复。

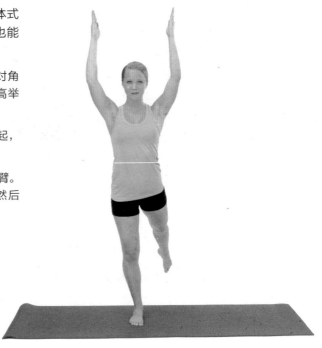

目标身体区域：

脚、脚踝、小腿、腘绳肌、股四头肌、臀部、下背部与肩部。

适用的运动类型：

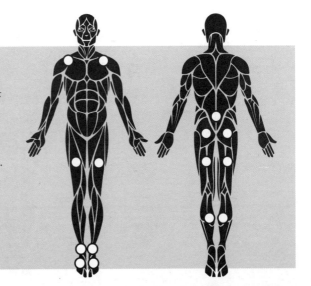

流星式

在这个体式中，你能够拉长身体，挑战专注力。这个体式能够改善平衡与稳定性。

1. 从星式开始，左腿进一步向后伸展，同时右臂向前方伸展。

2. 让左臂与左腿成一条直线，保持右髋稍稍打开。在这里保持5~10次呼吸，然后在另一边重复。

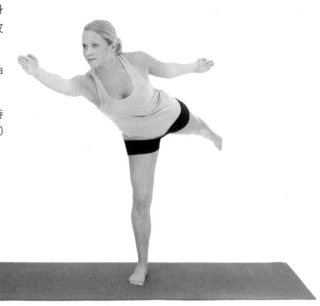

目标身体区域：

脚、脚踝、小腿、腘绳肌、股四头肌、髋部、臀部、下背部与肩部。

适用的运动类型：

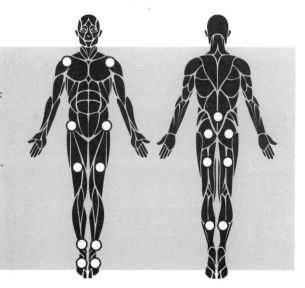

49

半月平衡式

这个体式能够改善平衡感与协调能力。它完美地结合了平衡、力量与释放，这个体式包括了所有这些身心能力。

1. 双脚打开约0.9米宽，打开左髋。左脚脚趾指向身体的左侧。

2. 左手放在左脚左边约0.3米的地方，然后将右腿抬离地面。

3. 打开右髋，同时右臂向上伸展。

4. 为了获得最大程度的平衡挑战，将左手从地面抬起约2.5厘米，看向你的右手，勾起右脚，不断向上抬起。如果可以的话，在这里保持5~10次深呼吸，然后在另一边重复。

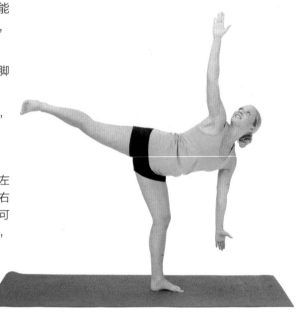

目标身体区域：

脚、脚踝、小腿、腘绳肌、股四头肌、腹股沟、臀部、核心、胸部、脊柱与肩部。

适用的运动类型：

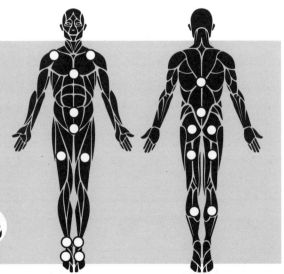

扭转半月平衡式

让我们来看一下,你在半月式上能扭转多少。这个体式能够改善平衡感与协调能力。

1. 从半月平衡式开始,呼气时把右手放在左脚旁边的地面上。

2. 吸气,向上伸展左臂,同时将上半身往右边转动。

3. 把右手从地面抬起约2.5厘米,看向左手。

4. 收紧大腿,把左髋向上推。在这里停留5~10次深呼吸,然后在另一边重复。

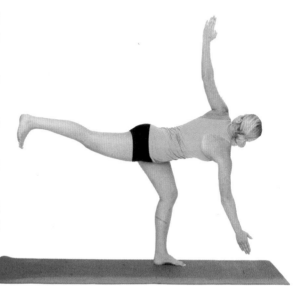

目标身体区域:

脚、脚踝、小腿、髂胫束、腘绳肌、股四头肌、腹股沟、臀部、核心、腹斜肌、胸部、脊柱与肩部。

适用的运动类型:

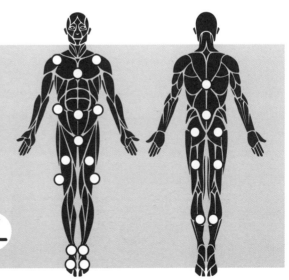

平衡熊式

你在做这个充满力量的体式时也许会觉得有些奇怪，但我却真的亲眼看到过一只满头卷毛的熊在做这个姿势。这个体式能带给你完整的核心与平衡训练。

1. 从膝盖收向胸前的坐姿开始。

2. 抓住脚踝或脚的外侧，启动核心力量，将双脚往两边对角线的方向伸展。

3. 保持平衡，放松双肩，令耳朵远离肩部。同时，尽量伸展双腿、双臂与胸部。在这里保持5~10次深呼吸，然后释放体式。

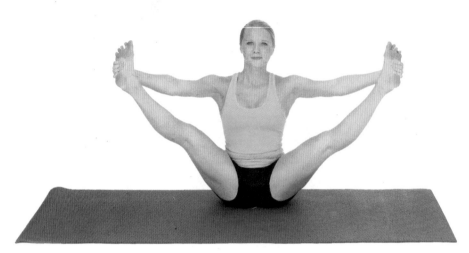

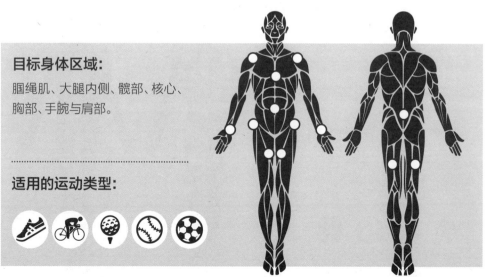

目标身体区域：

腘绳肌、大腿内侧、髋部、核心、胸部、手腕与肩部。

适用的运动类型：

手倒立式

手倒立式是一个非常有挑战性的体式，一定要非常小心，在充分控制的情况下去尝试。

1. 从下犬式开始，慢慢地前后移动重心，感受身体的动力。

2. 开始启动核心，继续移动重心将左腿抬起来。试着在移动中向上跳。张开手指，放松颈部。

3. 右腿跟着左腿向上摆动，进入完整手倒立姿势。在慢慢落下双腿之前，在这里保持5~10次呼吸或尽量长的时间。确保在落地时弯曲膝关节。

变体： 找一个小伙伴或靠墙来练习这个手倒立姿势。

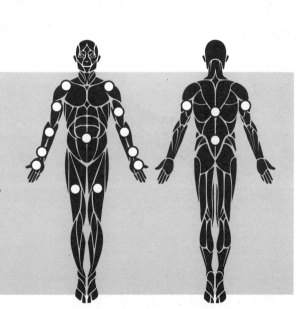

目标身体区域：

股四头肌、核心、手、手腕、前臂、肱二头肌、肱三头肌、脊柱与肩部。

适用的运动类型：

  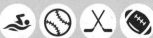

第4章
战士式

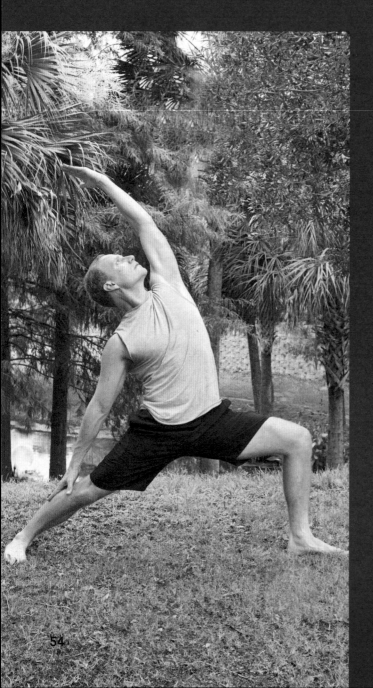

要做一个运动员，你必须要像一个战士那样训练。我在这里总结了关于战士式和战士式变体的内容，来挑战并激活你的训练。战士式是一个需要力量与平衡的十分有活力的体式系列，同时需要保持身体和心智警醒，时刻准备迎接任何挑战。简而言之，当我在练习这些体式的时候，可以和身体建立起很紧密的连接，并且意识到我体内真正的力量。当我只是一动不动站着的时候，我甚至感觉到所有肌肉都处于激活和警醒的状态。你将发现所有的战士式都能够改善平衡、专注与姿态。为了获得全身的整合训练，请按次序完成所有15个体式。在这个章节去发现你的内在战士吧。

战士一式

这个体式打开了你通往力量与平衡的大门，能够改善专注力与稳定性。

1. 从站立姿势开始，左脚向前迈约0.9米。弯曲左膝，使得膝盖与脚踝对齐。

2. 稍向外旋转右脚，脚后跟压向地面，并伸直右腿。

3. 将上半身转向左腿，掌心相对，双臂伸过头顶。手指向上延伸，放松双肩。在这里保持5~10次深呼吸，然后在另一边重复。

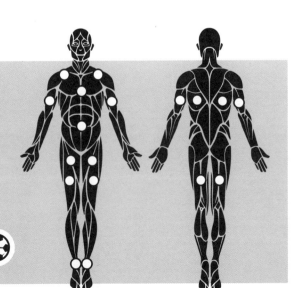

目标身体区域：

脚踝、股四头肌、腘绳肌、髋屈肌、腹肌、胸部、肱三头肌、后背部与肩部。

适用的运动类型：

战士二式

没有任何体式可以像战士二式那样更好地加强内在力量。

1. 从战士一式开始，双臂向身体两侧伸展，上半身往右边打开。

2. 通过左手中指向前凝视。

3. 保持双腿激活，后腿伸展。在这里保持5~10次深呼吸，然后换另一边重复。

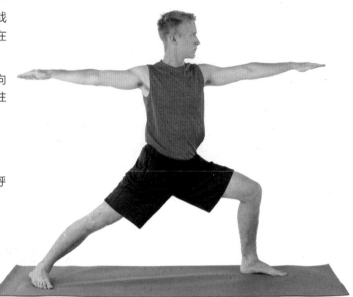

目标身体区域：

脚踝、股四头肌、腘绳肌、髋屈肌、腹肌、胸部、肱二头肌、肱三头肌、后背与肩部。

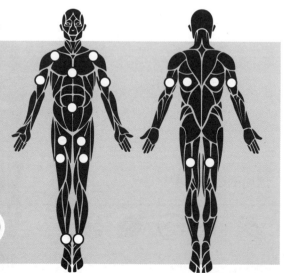

适用的运动类型：

   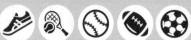

战士三式

欢迎练习这个能够提升平衡的体式。

1. 从战士一式开始，将重心压向左脚，并把右腿抬离地面。

2. 双臂向前伸展，试着让身体弯曲到平行于地面的位置，保持左膝略弯。

3. 保持下巴略收，激活核心。凝视前方地板上的一点。在这里保持5~10次深呼吸，然后换另一侧重复。

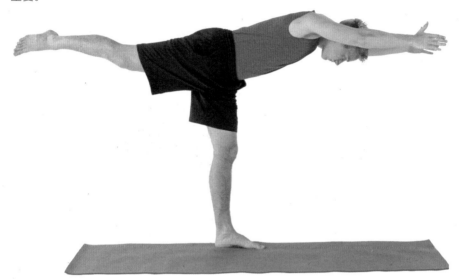

目标身体区域：

脚、脚踝、小腿、股四头肌、核心、后背与肩部。

适用的运动类型：

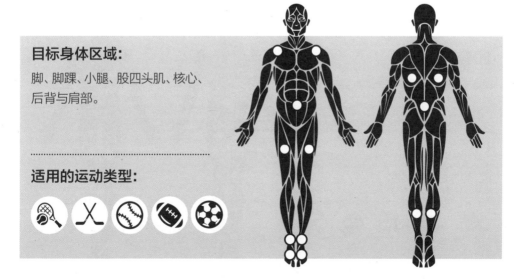

扭转战士

让我们在你的战士体式中加入一些伸展动作。

1. 从战士一式开始，吸气时抬高左臂并向后弯曲，呼气时右手向下滑到右腿上。

2. 放松双肩，伸展后腿。在这里保持5~10次深呼吸，然后在另一边重复。

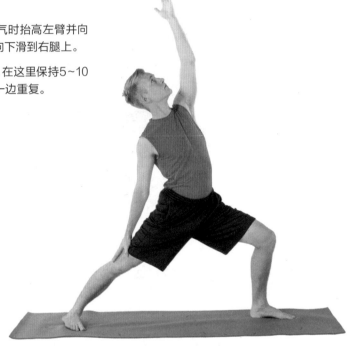

目标身体区域：

脚踝、股四头肌、腘绳肌、髋屈肌、腹肌、后背与肩部。

适用的运动类型：

  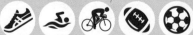

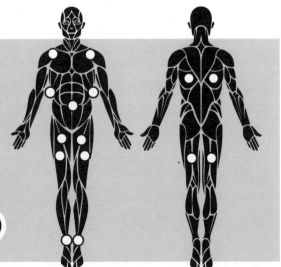

侧角战士

这里将展示一个带有前臂角度的战士形象。

1. 从倒转的战士体式开始，呼气时弯曲左臂，并将其轻轻地放在左侧大腿上面。

2. 吸气，抬高右臂，打开右髋，收紧后腿。注意运用核心而不是前臂来保持你的提升状态。在这里保持5~10次深呼吸，然后换另一侧重复。

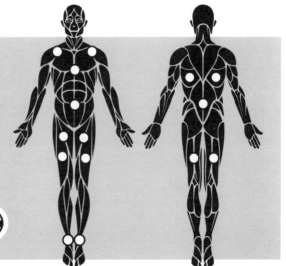

目标身体区域:

脚踝、股四头肌、腘绳肌、髋屈肌、核心、胸部、后背与肩部。

适用的运动类型:

    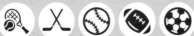

自豪的战士

你应该为把战士练习加入你的生活中而感到自豪。

从侧角式开始，将左手指尖轻轻落于地面。把右肩向后拉，进一步打开胸部。在这里保持5~10次深呼吸，然后换右脚在前，重复动作。

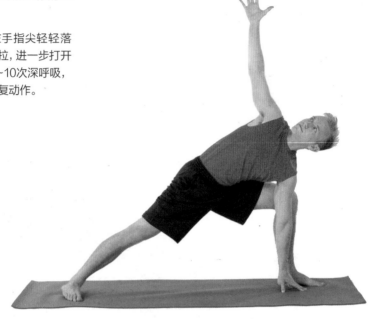

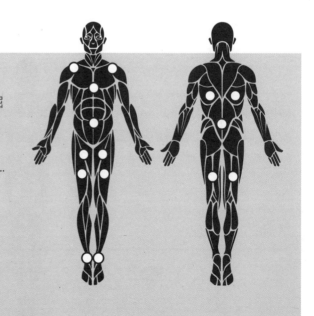

目标身体区域：

脚踝、股四头肌、腘绳肌、髋屈肌、核心、胸部、后背与肩部。

适用的运动类型：

 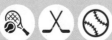

战士缠绕式

通过缠绕的动作来获得极佳的柔韧性与力量。

1. 从自豪的战士体式开始, 把左臂伸到左侧大腿下面, 右臂绕过下背部直到能够碰到左臂。

2. 将右肩向后拉, 伸展右腿并打开胸部, 双眼注视上方。在这里保持5~10次深呼吸, 然后在另一边重复。

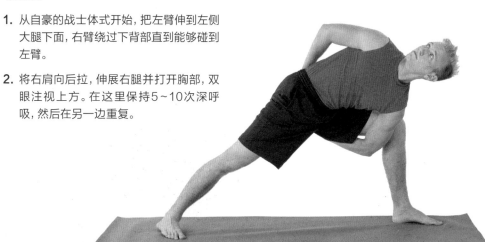

目标身体区域:

脚踝、股四头肌、腘绳肌、髋屈肌、核心、胸部、后背与肩部。

适用的运动类型:

身印战士

　　这个体式可以令你的姿态得到调整，并让体式跟随呼吸流动。

1. 从战士一式开始，双臂放在背后，十指交扣。

2. 双肩向后拉，打开胸部，在这里保持5~10次深呼吸。然后换右脚在前，重复动作。

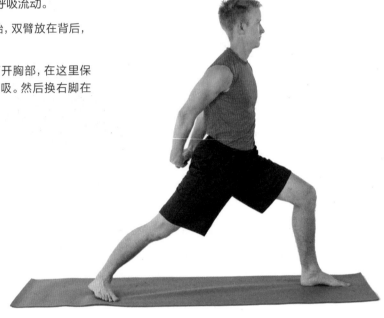

目标身体区域:

脚踝、股四头肌、腘绳肌、髋屈肌、腹肌、胸部、后背与肩部。

适用的运动类型:

    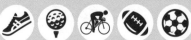

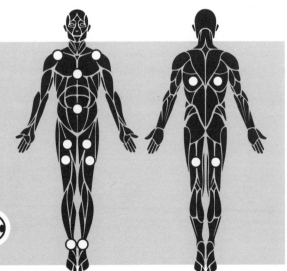

身印战士三式

1. 在这个体式里是时候让身体飞起来了。从身印战士开始，把重心放在左脚上，向后抬起右腿。

2. 视线向下看向地板，将手臂向后拉，并让身体平行于地面，左膝稍微弯曲。在这里保持5~10次深呼吸，然后换右脚在前，重复动作。

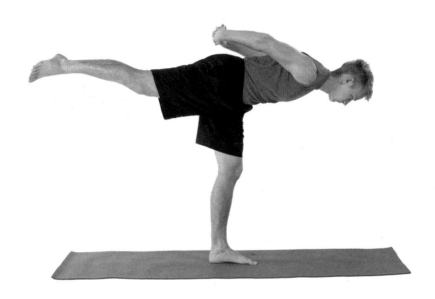

目标身体区域：

脚、脚踝、股四头肌、核心、胸部、后背与肩部。

适用的运动类型：

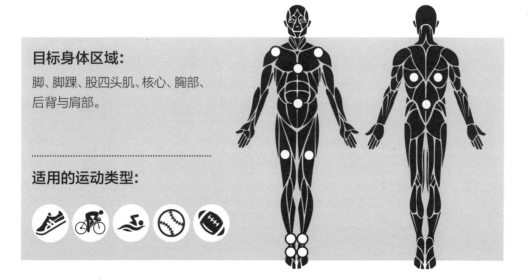

鹰式战士

当你把战士式与大量上身伸展动作结合起来时会发生什么？你将会在获得上半身伸展的同时也在下背部建立起力量与平衡。

1. 从战士一式开始，将上半身转向右边。

2. 将左臂缠绕在右臂下面并试着合掌。

3. 双肩向下拉，手肘朝前，手指向上。在这里保持5~10次深呼吸，然后换右脚在前，重复动作。

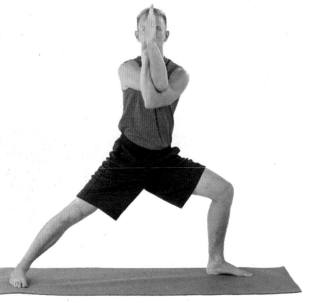

目标身体区域：

脚踝、股四头肌、腘绳肌、髋屈肌、腹肌、胸部、手腕、前臂、后背与肩部。

适用的运动类型：

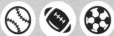

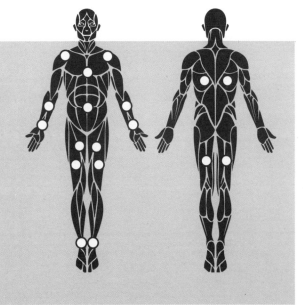

鹰式战士三式

让我们来测试一下你在做战士体式时的平衡性有多好。

1. 从鹰式战士开始，将上半身向下弯曲，把重心放在左脚上。

2. 将上半身向前压，直到右脚抬离地面，试着让身体平行于地面。

3. 保持视线落于地面，激活核心，向前伸展手肘，并且使重心保持在身体中心。在这里保持5~10次优雅且深入的呼吸，然后在另一边重复。

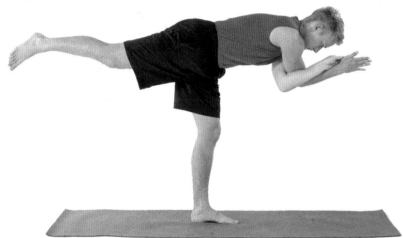

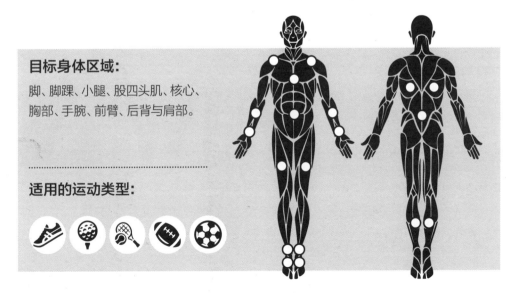

目标身体区域：

脚、脚踝、小腿、股四头肌、核心、胸部、手腕、前臂、后背与肩部。

适用的运动类型：

拉弓战士

　　拿起你的弓和箭，让我们来提升你的意志力。

1. 从战士一式开始，想象一下，你正左手拿着弓，右手向后拉弦。

2. 当你拿着弓的时候，将左臂向前伸展。在你弯曲手臂和肩部让箭飞向目标之前，让你的身体和目标成一条直线。在这里保持5~10次深呼吸，然后在另一边重复。

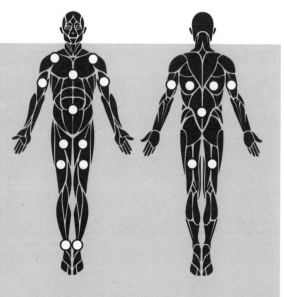

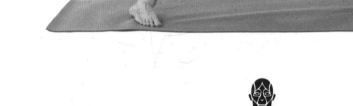

目标身体区域：

脚踝、股四头肌、腘绳肌、髋屈肌、核心、胸部、肱二头肌、肱三头肌、后背与肩部。

适用的运动类型：

 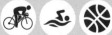

侧屈战士

通过这个强大的战士体式来打开并加强你的腹斜肌吧。

1. 从战士一式开始，十指交扣，向外侧弯曲左膝。

2. 吸气时抬高手臂，呼气时进一步弯曲左膝。感受到身体在燃烧！向内侧（右侧）弯曲，在这里保持5~10次深呼吸，然后重新向外侧（左侧）弯曲。换右脚在前，重复动作。

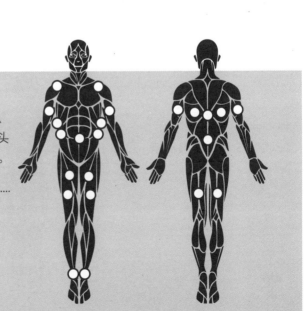

目标身体区域：

脚踝、股四头肌、腘绳肌、髋屈肌、核心、腹斜肌、侧面肌群、肱二头肌、肱三头肌、脊柱、后背与肩部。

适用的运动类型：

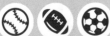

战士扭转式

只有最强壮的战士才能够轻松地扭转。

1. 从侧屈战士体式开始，吸气，将双臂向身体两侧伸出并成一条直线。

2. 呼气时将身体向外侧（左侧）扭转并保持。每次吸气时提升身体，呼气时加深扭转。在这里保持5~10次深呼吸，然后将身体转向内侧（右侧）。换右脚在前，重复动作。

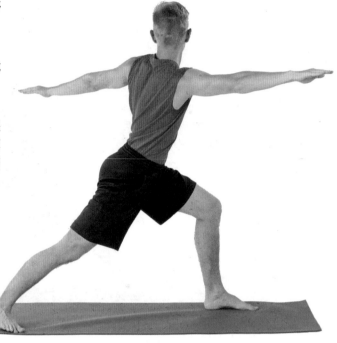

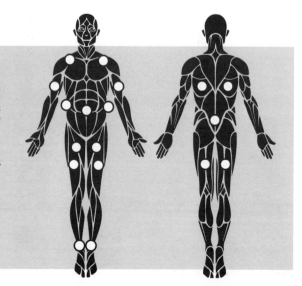

目标身体区域：

脚踝、股四头肌、腘绳肌、髋屈肌、核心、腹斜肌、肱二头肌、肱三头肌、后背与肩部。

适用的运动类型：

蜘蛛侠战士

在额外的脊柱伸展中打造有力量的身体。

1. 从战士扭转式开始，指尖向右放到你的右边，保持后背拉长，核心收紧。

2. 呼气，让指尖向前伸展得更远一些，始终保持被激活的双腿有力量。在这里保持5~10次深呼吸。然后换右脚在前，重复动作。

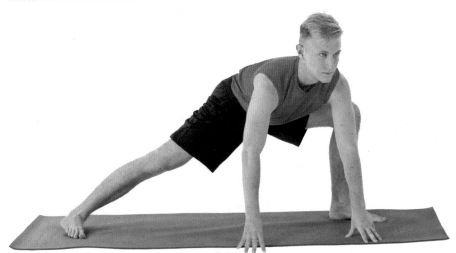

目标身体区域：

脚踝、股四头肌、腘绳肌、髋屈肌、核心、腹斜肌、肱二头肌、肱三头肌、后背与肩部。

适用的运动类型：

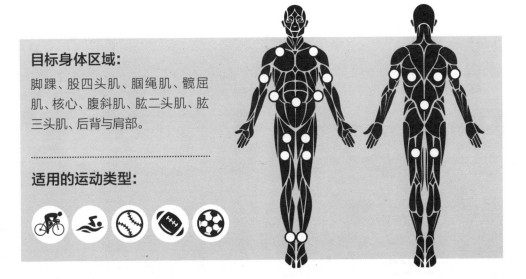

第5章
站立

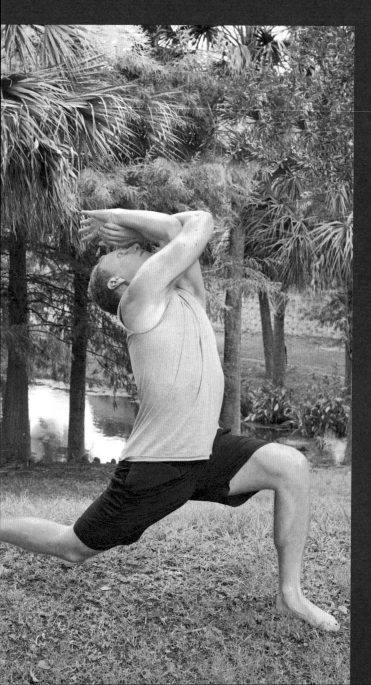

是时候将你的双脚扎根在地面，用这些精选的体式来强化你的力量了。这些体式将你的身体整合成一个能够承受任何打击的整体来训练，并增强你的力量、意志与自我修复能力。掌握这些体式之后，你能够更敏捷、更有效、更加精准地行动。

三角式

三角式能够刺激你的腹部器官，帮助消化。

1. 从站立体式开始，左脚向前迈0.9~1.2米，打开左髋和左脚。

2. 右脚稍向外转开，将手臂在侧面抬高，上身保持朝向正前方。

3. 吸气时伸展左侧身体，呼气时把左手放在左腿最下面，或者把手背放在脚踝内侧。

4. 将右髋向右侧推出，吸气时将右臂向上抬高。

5. 收紧大腿，将右臂向后拉，看着右手。在这里保持5~10次深呼吸，然后在另一边重复。

变体： 把左手放在左侧大腿处来获取更多支持。

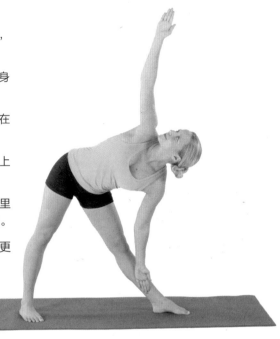

目标身体区域：
脚踝、小腿、腘绳肌、腹股沟、髋部、腹斜肌、脊柱、后背与颈部。

适用的运动类型：

  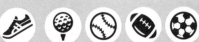

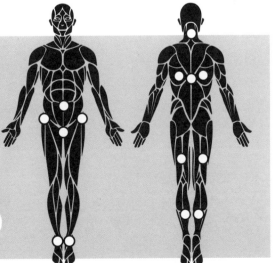

极致三角式

是时候将你最爱的三角式做到极致了!

1. 从三角式开始,呼气时向左侧伸展双臂,并将右髋进一步推向右侧。

2. 吸气,双肩下沉,打开胸部,看向腋窝的方向。在这里保持5~10次深呼吸,然后在另一边重复。

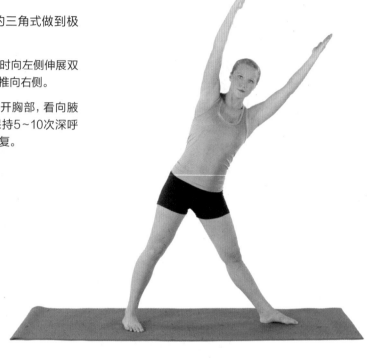

目标身体区域:

脚踝、小腿、腘绳肌、腹股沟、髋部、核心、腹斜肌、胸部、脊柱、颈部与肩部。

适用的运动类型:

    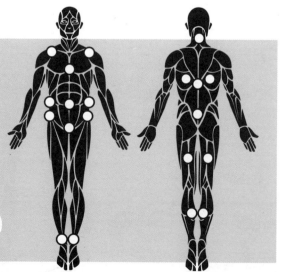

扭转三角式

这个体式做起来感觉很棒，并且能够真正地伸展髂胫束。

1. 从极致三角式开始，呼气时将右手伸向地面，放在左脚旁边。

2. 吸气，在上半身向左边扭转的同时将左臂伸向天空。

3. 伸展左腿来真正地拉伸一下僵紧的髂胫束。在这里保持5~10次深呼吸，然后在另一边重复。

   变体： 将右手放在左腿上来得到更多的支持。

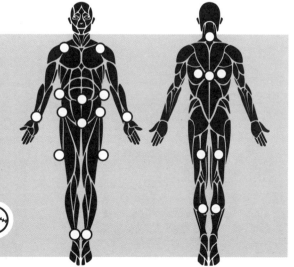

目标身体区域：

脚踝、小腿、髂胫束、腘绳肌、腹股沟、髋部、腹部、腹斜肌、脊柱、后背、颈部与肩部。

适用的运动类型：

  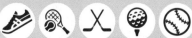

新月弓步

这个经典的弓步体式有助于改善所有生理活动，增强毅力、平衡性和专注力。

1. 从三角式开始，将后脚转向前，弯曲左膝至90度，使膝盖位于脚踝正上方。

2. 吸气，将双臂伸过头部，手指并拢。

3. 呼气时将右脚脚后跟压向地面，吸气时将手指进一步向上延伸。现在全身的肌肉正在享受被激活的乐趣！在这里保持5~10次深呼吸，然后换右脚在前，重复动作。

变体： 把双手放在左侧大腿上来更多地支持体式。

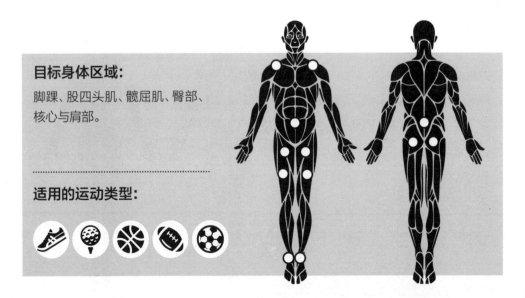

目标身体区域：

脚踝、股四头肌、髋屈肌、臀部、核心与肩部。

适用的运动类型：

鹰式弓步

我总说鹰式做再多也不为过，这个体式能够增强毅力、平衡性和专注力。

1. 从新月式开始，将右臂从下面缠绕在左臂上，试着在这里合掌。

2. 吸气时将手指朝天空的方向抬高，呼气时向下沉入弓步。保持下巴略收，下颚放松。在这里保持5~10次深呼吸，然后换右脚在前，重复动作。

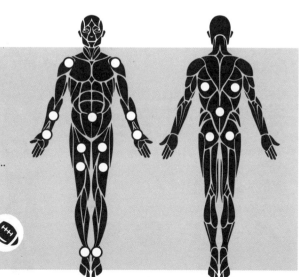

目标身体区域：

脚踝、股四头肌、髋屈肌、前臂、后背与肩部。

适用的运动类型：

 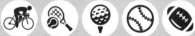

鹰式弓步指针式

我发明了这个充满力量与挑战的体式, 正在专利申请! 这个体式同样也是一个增强毅力、平衡性与专注力的体式。

1. 从鹰式弓步开始, 呼气时将右肘拉向身体。

2. 在加深鹰式手臂缠绕的同时, 保持后腿伸直。在这里保持5~10次深呼吸, 然后换右脚在前, 重复动作。

目标身体区域:

脚踝、股四头肌、髋屈肌、臀部、核心、手腕、前臂、后背与肩部。

适用的运动类型:

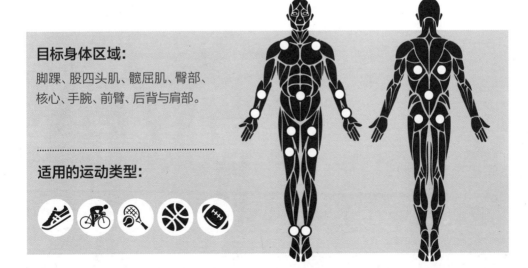

站立半月式

如果你没有足够大的空间，并且需要放松脊柱，这个体式正是为你准备的。它也能够改善专注与协调能力。

1. 从站立姿势开始，将双脚双膝并拢，让右臂在上左臂在下，交叉双臂，十指交扣，吸气时将双臂伸过头部。

2. 呼气时将整个身体向左侧弯曲，吸气延伸。每次呼气时都持续向左侧弯曲。

3. 保持双肩向下向后压，打开胸部。在这里保持5~10次深呼吸，然后换手，在另一边重复。

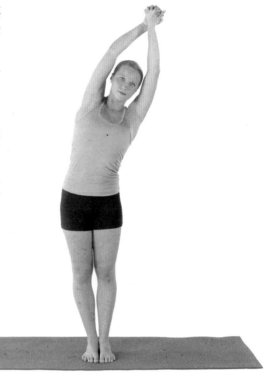

目标身体区域：
脚、脚踝、股四头肌、腹部、腹斜肌、侧面肌群、脊柱与肩部。

适用的运动类型：

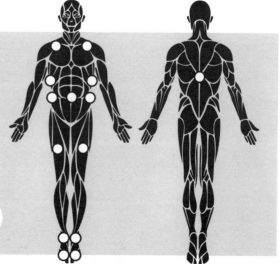

77

幻椅扭转式

给你的核心与双腿一些挑战！

1. 从幻椅式开始，吸气时合掌。

2. 呼气，上半身转向左边，把右臂轻放在左侧大腿上。

3. 在每次呼气时继续转动上半身，在这里保持5~10次深呼吸，然后换另一边重复。

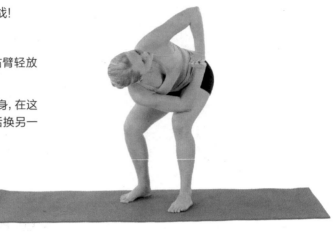

目标身体区域：

脚踝、股四头肌、臀部、核心、腹斜肌、肱二头肌、肱三头肌与肩部。

适用的运动类型：

  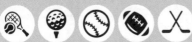

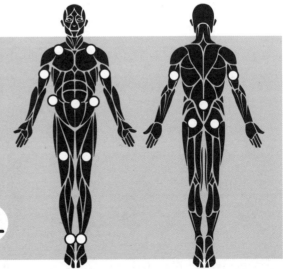

宽腿身印式

练习这个充满力量的体式能够改善姿态，伸展双腿。这个体式能把大量血液带入头部。

1. 从站立姿势开始，双脚间距大于肩宽。

2. 吸气时向后伸展手臂，十指交扣。

3. 放松膝关节，呼气时上半身向前弯曲潜向地面。

4. 把重心落在脚趾上，每次呼气时将手臂往头部的后面拉。保持头部和颈部放松。在这里保持
   5~10次深呼吸，然后慢慢地回来。

   变体： 双臂交叉，放在下背部。

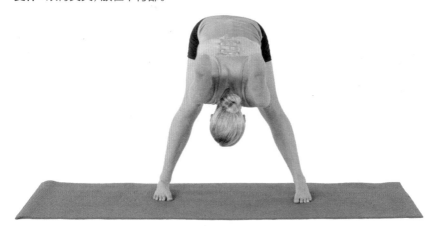

目标身体区域：

脚踝、跟腱、小腿、腘绳肌、臀部、
下背部、脊柱、胸部与肩部。

适用的运动类型：

半月式

这是另一个享受半月式的机会，这个体式能够改善平衡与协调能力。

1. 从三角式开始，呼气时把左手放在左脚前约0.3米的地方。

2. 吸气时将右腿抬离地面，并向上伸展右臂。

3. 向后转动右肩，打开胸部，看向右手。在这里保持5~10次深呼吸，然后在另一边重复。

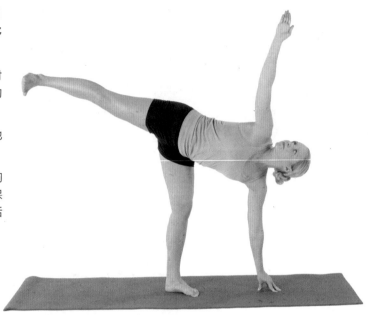

目标身体区域：
脚踝、小腿、腘绳肌、股四头肌、腹股沟、臀部、核心、胸部、脊柱与肩部。

适用的运动类型：

   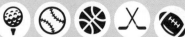

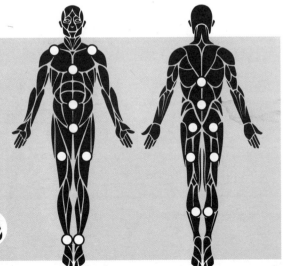

扭转半月式

你已经做到了半月式, 现在你可以在半月式的基础上进行扭转吗? 这个体式能够增进平衡与协调能力。

1. 从半月式开始, 呼气时把右手放到左脚前方, 吸气时将左手向上伸展。

2. 保持右腿抬高, 看向左手。感受燃烧! 在这里保持5~10次深呼吸, 然后在另一边重复。

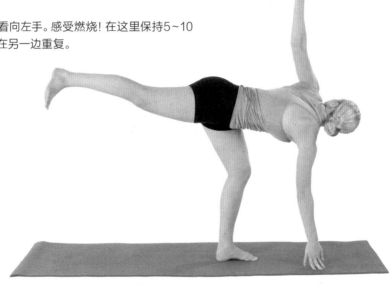

目标身体区域:

脚踝、小腿、髂胫束、腘绳肌、股四头肌、腹股沟、臀部、核心、腹斜肌、脊柱、胸部与肩部。

适用的运动类型:

   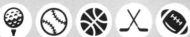

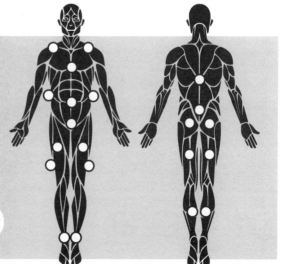

站立劈叉

做不了劈叉吗? 现在你可以站着来完成这个动作。这个体式能够刺激肝和肾脏。

1. 从三角式开始, 呼气时将重心向前移动, 把双手放在左脚前约30厘米的地方。

2. 呼气时将右腿抬离地面。收下巴, 在每次吸气时保持抬高右腿不落下。在这里保持5~10次深呼吸, 然后换右脚在前, 重复动作。

   进阶做法: 把双手放在脚踝上来加强平衡。

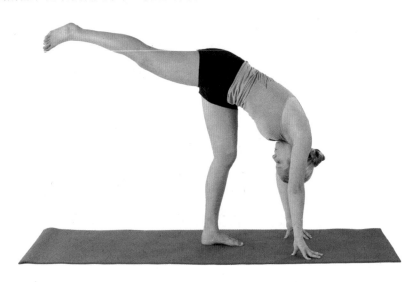

目标身体区域:

脚踝、小腿、膝盖、腘绳肌、股四头肌、臀部与核心。

适用的运动类型:

  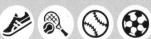

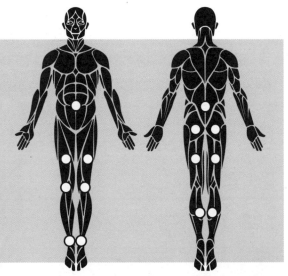

宽腿新月弓步

你能够漂亮地完成新月式，但是你能够在宽腿站姿时做好它吗？这个体式可以加强股四头肌和臀部的力量，建立力量与核心控制，伸展下背，并且能够增强毅力、平衡性和专注力。

1. 从新月弓步开始，把左脚放在垫子的外侧边缘上。

2. 在每次吸气时激活核心，提升上半身，体会向上伸展所带来的不同感受。在这里保持5~10次深呼吸，然后换右脚在前，重复动作。

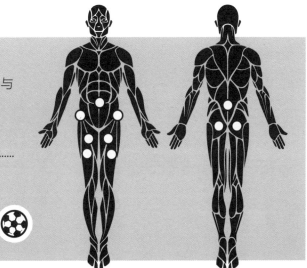

目标身体区域：

股四头肌、髋屈肌、臀部、髋部与核心。

适用的运动类型：

  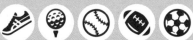

弓步扭转

只要有任何机会，都请你在体式中加上一个扭转动作！这个体式可以强化手臂、双腿、脚踝、肩部以及背部肌群，伸展侧面肌群与腹斜肌，激活核心，并能够改善平衡性、专注力与姿态。

1. 从新月弓步开始，吸气时往两侧伸展双臂。

2. 呼气时将上半身往左侧扭转，保持双肩下沉。在这里保持5~10次深呼吸，然后换右脚在前，重复动作。

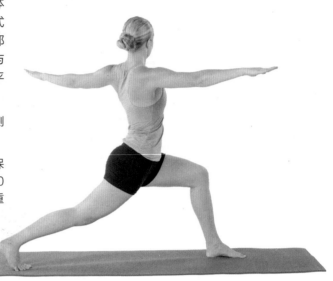

目标身体区域：

脚踝、股四头肌、腘绳肌、髋屈肌、核心、腹斜肌、脊柱、肱二头肌、肱三头肌、后背与肩部。

适用的运动类型：

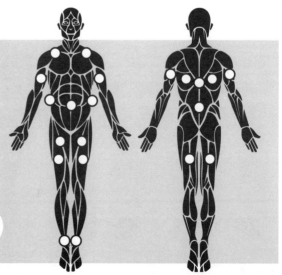

走动的前屈折叠式

我在每节课的一开始都教这个体式是有原因的，它能够平静大脑，减轻疲劳与焦虑，释放压力，还可以伸展腘绳肌、小腿和髋部，强化大腿和膝关节。

1. 从山式开始，双膝放松，呼气时慢慢地向下弯曲上半身，弯向脚趾的方向。

2. 呼气时放松颈部，收紧腹部，把重心放到脚趾上，慢慢地在原地走动。在这里保持5~10次深呼吸，然后慢慢抬起上身回到站立姿势。

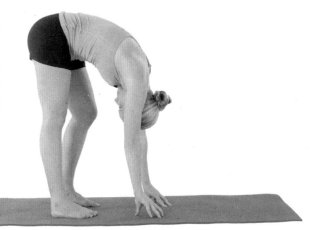

目标身体区域：

小腿、膝盖、腘绳肌、髋部与脊柱。

适用的运动类型：

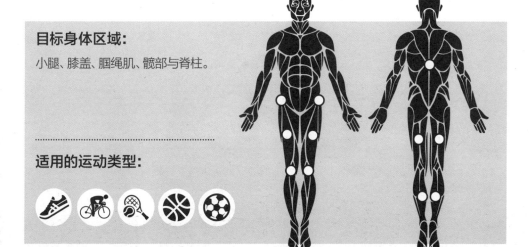

85

第6章
平板式

终于来到我最爱的章节——平板式了! 每一个了解我的人都知道我会在任何时间任何地点停下来做平板式! 我在每一节课里面都会教平板式(甚至是在单车训练课中),并且把它加入到我的1000多个训练视频里面。为什么如此痴迷? 平板式能够锻炼身体的每个部位,能够锻炼意志、力量、专注以及核心。如果你的手腕不舒服,也可以把前臂(而不是手)放在地上来做。讲得足够多了,让我们开始做平板式!

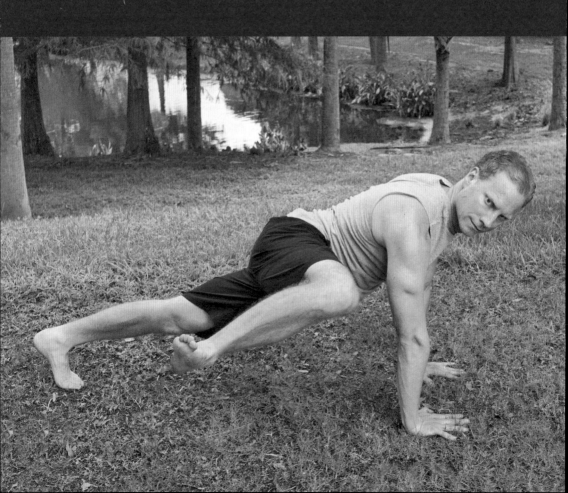

经典平板式

这是最经典的平板式，它能够建立起整合的身体，它将是你全新的好朋友。

1. 从双膝双手落于地面的四柱支撑式开始，勾脚并把膝盖抬离地面。

2. 双手应在双肩下方，把肩部向后拉，脚跟向后推出，略收下巴。现在你就做到平板式了!

3. 在每次呼气时弯曲手臂，做进一步强化练习。在这里保持5~10次呼吸。

变体: 你可以将膝盖始终落在地面来做平板式，但请记住，膝盖离髋部越远，这个平板式做起来就会越辛苦。

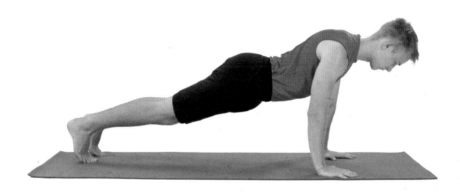

目标身体区域:

核心、胸部、手腕、肱二头肌、肱三头肌、脊柱与肩部。

适用的运动类型:

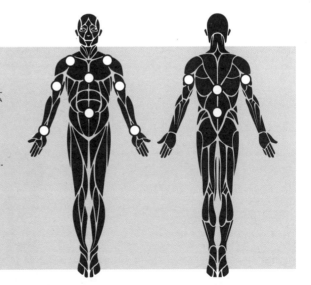

注意: 你应该擅长平板式，不管你是马拉松运动员还是飞镖爱好者，这些平板式将在任何体力活动中极大地改善你的运动表现，增强你的力量。

前臂平板式

如果你喜欢挑战自己，那么这里就来介绍难度更大的前臂平板。请记住，你可以在任何觉得手腕不舒服的时候，从平板式下来转换到前臂平板式。

1. 从经典平板式开始，把前臂放下，肘关节应位于肩部正下方。

2. 每次呼气时，收紧腹部，把肩部和脚后跟向后拉。不要忘记吸气！在这里保持5~10次深呼吸，然后将膝盖落下。

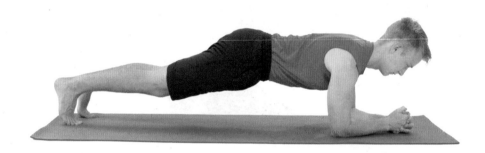

目标身体区域：

核心、胸部、手腕、肱二头肌、肱三头肌、脊柱与肩部。

适用的运动类型：

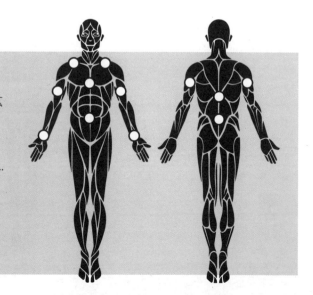

反转平板式

厌倦了总是盯着地板的练习? 把平板式反转过来练习吧。

1. 从坐姿开始, 双手放在肩部下方, 绷起脚尖。

2. 吸气时收紧核心, 将臀部和双腿抬离地面。可以在这里轻轻移动一下手掌, 找到最能够支持体式的位置。

3. 肩部往后拉, 保持颈部在脊柱的延长线上。在这里保持5~10次深呼吸。

   变体: 用前臂来做这个体式, 但那样也没有轻松多少!

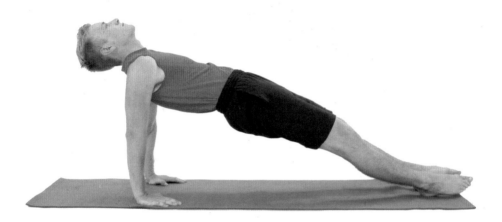

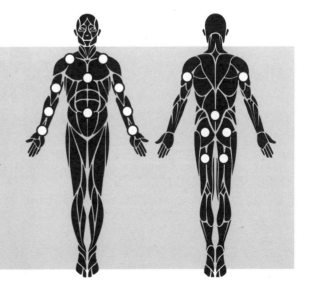

目标身体区域:

腘绳肌、臀部、核心、手腕、前臂、肱二头肌、肱三头肌、胸部与肩部。

适用的运动类型:

向外走的平板式

这个平板式是可以移动的。

1. 从经典平板式开始，双手沿肩部方向向前延伸，直到你不能维持现在的身体姿势。

2. 呼气时收紧腹部，肩部向后拉。在这里保持5~10次深呼吸，然后轻轻地把膝盖落下来。

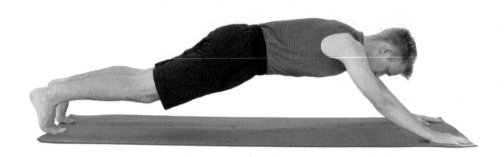

目标身体区域：

核心、胸部、手腕、前臂、肱二头肌、肱三头肌、脊柱、后背与肩部。

适用的运动类型：

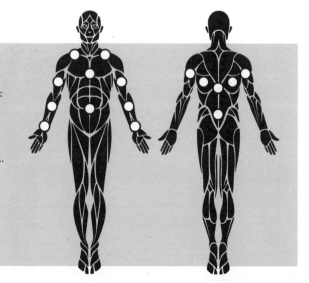

侧板式

　　你可以通过练习平板式的系列体式来真正激活侧面肌群并加强核心，它也能够增进平衡能力。

1. 从经典平板式开始，吸气时将右臂抬起，与躯干形成T形。

2. 确保支撑的手掌（左）在肩部下方，看向你的右手。在这里保持5~10次深呼吸，然后换另一边重复。

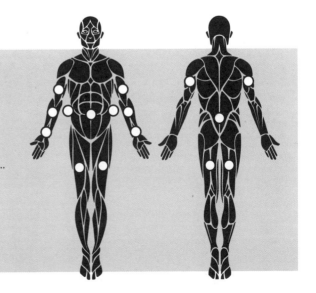

目标身体区域：

股四头肌、腘绳肌、核心、腹斜肌、手腕、前臂、肱二头肌与肱三头肌。

适用的运动类型：

宽平板式

我曾经在视频里用到这个体式，并且它真地可以让我的肌肉颤抖。

1. 从经典平板式开始，保持身体平行于地面，双手尽量往垫子的两边移动。

2. 转动手掌，指尖朝外，手肘略微弯曲。试着在这里保持5~10次深呼吸或者尽量长的时间。你会感受到此刻你正在建立强壮且有力量的运动员般的身体。

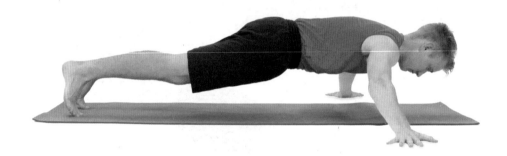

目标身体区域：

核心、后背、胸部、手腕、前臂、肱二头肌、肱三头肌、脊柱与肩部。

适用的运动类型：

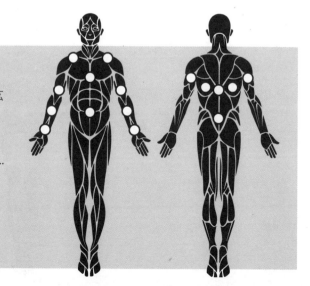

单臂平板式

通过在经典平板式中抬起一只手臂，将你的核心能力提高到一个新的充满挑战的水平。

从经典平板式开始，将右臂抬起，放到身体右侧。在这里保持5~10次深呼吸，然后在另一边重复。

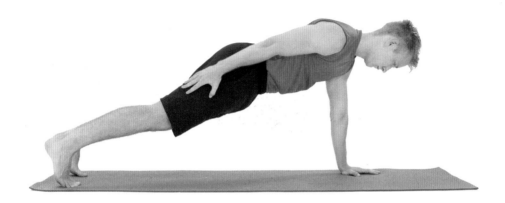

目标身体区域：

核心、胸部、手腕、前臂、肱二头肌、肱三头肌、脊柱与肩部。

适用的运动类型：

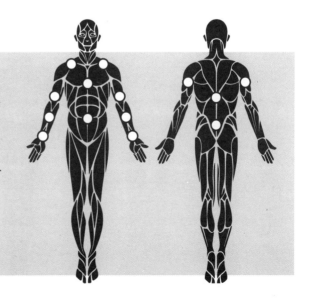

盘旋平板式

当你准备好要让平板式进入更高层次的练习时, 可以开始练习盘旋平板式。

1. 从经典平板式开始, 将手肘拉向身体侧面, 呼气时慢慢地将身体降低十几厘米。

2. 肩部往后拉, 脚跟向后推出, 下巴微收, 汗水会开始流淌。在这里保持5~10次深呼吸, 然后慢慢地抬高身体回到平板式 (或瘫倒在地上)。

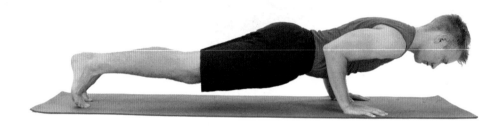

目标身体区域:

核心、胸部、手腕、前臂、肱二头肌、肱三头肌、脊柱与肩部。

适用的运动类型:

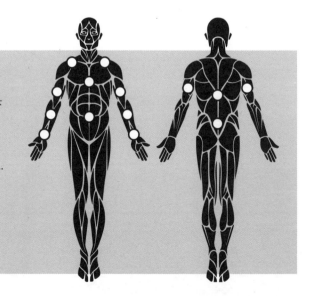

猫式平板式

让我们在你的平板式中加入一个完全的脊柱伸展动作。

1. 从经典平板式开始，吸气，把重心向前推，并将上背弓起。

2. 收下巴，让肩部稍向前伸展超过双手。在这里停留5~10次深呼吸，然后释放。

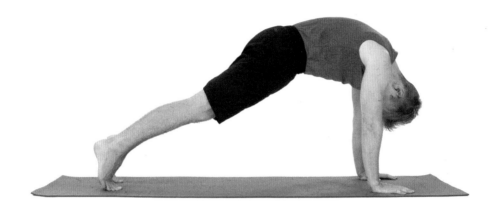

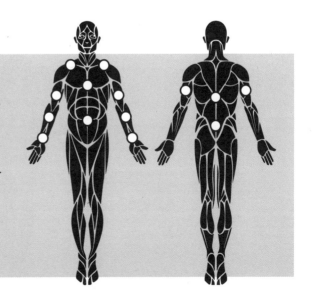

目标身体区域：

核心、胸部、手腕、前臂、肱二头肌、肱三头肌、脊柱与肩部。

适用的运动类型：

冰冻蜘蛛侠平板式

　　这不是一杯冷饮的名字，但你也许想要在完成这个体式之后喝一杯。

1. 从经典平板式开始，呼气，将右膝拉向身体侧面。

2. 保持双腿抬起，勾脚。在这里停留5~10次深呼吸，然后在另一边重复。

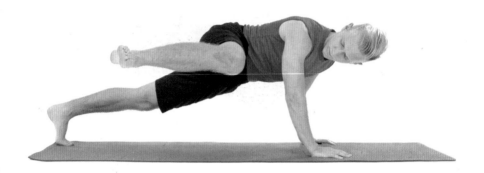

目标身体区域：

臀部、髋部、核心、胸部、手腕、前臂、肱二头肌、肱三头肌、脊柱与肩部。

....

适用的运动类型：

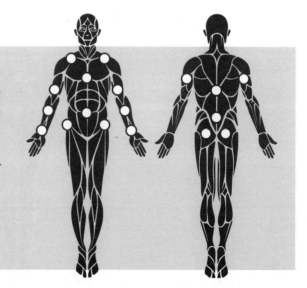

冰冻门摇摆平板式

当你掌握了蜘蛛侠式之后，是时候打开这扇门了。

1. 从冰冻蜘蛛侠平板式开始，呼气时尽量向侧面伸展左腿。

2. 看着这条腿，并保持5~10次深呼吸，然后在另一边重复。

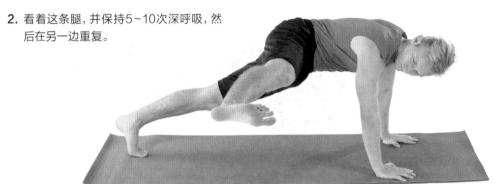

目标身体区域：

髋部、臀部、核心、胸部、手腕、前臂、肱二头肌、肱三头肌、脊柱与肩部。

适用的运动类型：

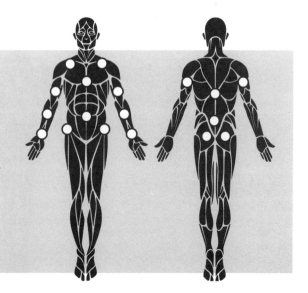

抬腿平板式

这个体式听起来也许很简单，但最具挑战性的是不要让你的腿落低哪怕是1毫米。

从经典平板式开始，吸气，不能移动身体的任何部分，而只是把左腿抬起来。勾脚，收紧小腿。在这里保持5~10次深呼吸，然后在另一边重复。

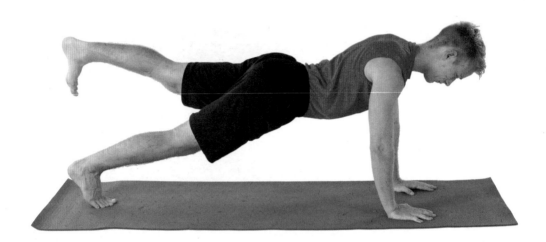

目标身体区域：

小腿、髋部、臀部、核心、胸部、手腕、前臂、肱二头肌、肱三头肌、脊柱与肩部。

适用的运动类型：

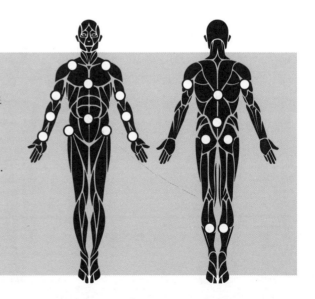

大力水手平板式

你可以获得像大力水手那样的力量，却不用拼命吃菠菜。

1. 从经典平板式开始，将前臂前后平行放好，手肘应位于肩部下方。

2. 肩部向后拉，弯曲手臂，脚跟下压。在这里保持5~10次深呼吸，然后慢慢地释放。

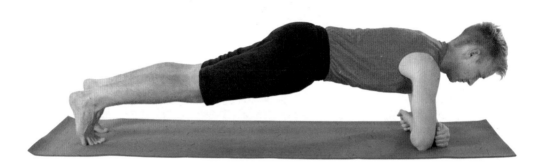

目标身体区域：

髋部、核心、胸部、手腕、前臂、肱二头肌、肱三头肌、脊柱与肩部。

....

适用的运动类型：

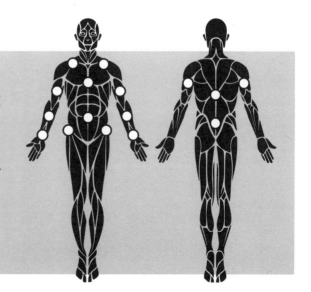

大力水手点地平板式

　　大力水手在运动起来的时候是最棒的。这个体式有助于建立起完全的意志力、统一性以及体内的平衡。

1. 从大力水手平板式开始，吸气时将右臂向右侧伸展。

2. 轻轻地将指尖落在地上，在这里停留5~10次深呼吸，然后在另一边重复。

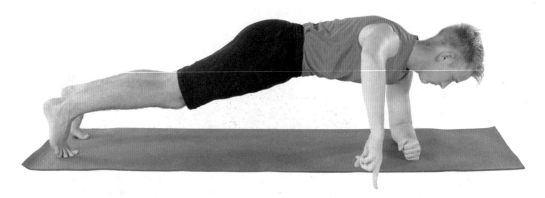

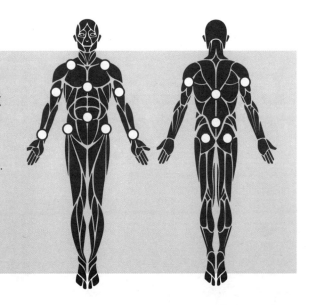

目标身体区域：

髋部、臀部、核心、胸部、手腕、肱二头肌、肱三头肌、脊柱与肩部。

适用的运动类型：

桌面平板式

我的客户中只有不到百分之一的人能够真正做到这个体式。这个体式需要难以置信的核心力量和意志力，以及超强的专注以及平衡能力。

1. 从经典平板式开始，吸气，伸展左腿与右臂。试着在换另一边之前至少保持2次呼吸。

2. 重复做10遍，要专注在慢慢下放的过程中。你也可以在每边保持5~10次深呼吸，来建立难以置信的意志力。

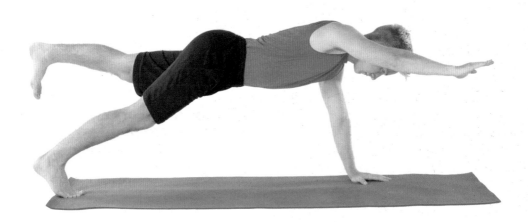

目标身体区域：

髋部、臀部、核心、胸部、手腕、前臂、肱二头肌、肱三头肌、脊柱与肩部。

适用的运动类型：

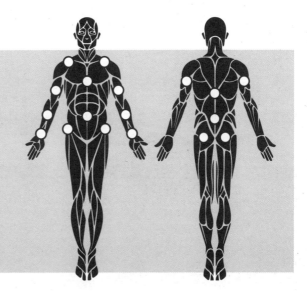

101

第7章
核心

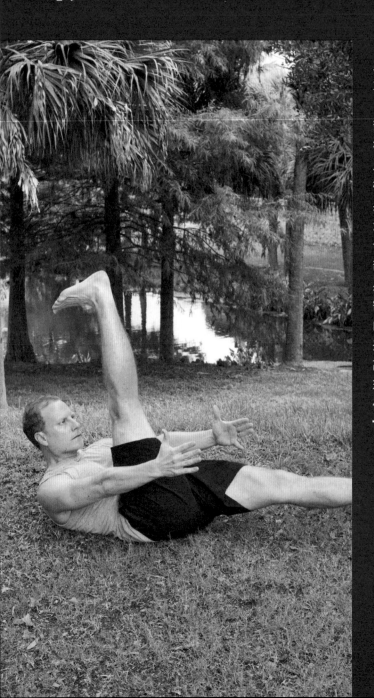

　　许多人没有意识到，瑜伽里面的体式大都能够帮助你建立起一个结实、强大的核心（包括腹部、髋部、臀部与下背部）。你的每一个动作不是从核心开始就是由核心支持的。此外，核心也能够支持你的脊柱，并且把你的上半身与下半身联系起来。如果没有核心力量，你的身体也许会没有效率，也许会把压力放在身体的其他部位做出代偿动作，因而造成身体的不平衡。本章的体式不需要任何设备或器械，即使出门在外也可以随时练习。很高兴在这里和你分享这些能够提高速度、意志力与控制能力的瑜伽体式，它们有可能直接把你的竞争对手吓趴下。

伸向天空式

这个伴随着天空美景的体式能真正触及核心深处。

1. 面朝上躺下并吸气。呼气时双腿伸向天空。

2. 双腿分开大约10厘米，呼气时将头部和肩部抬离地面，勾脚来获得更深层的燃烧。在这里保持5~10次深呼吸，然后慢慢地释放。

   变体： 保持双膝弯曲。

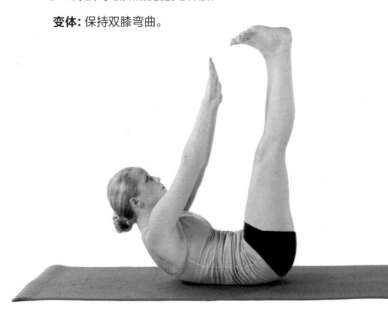

目标身体区域：

小腿、腘绳肌与核心。

适用的运动类型：

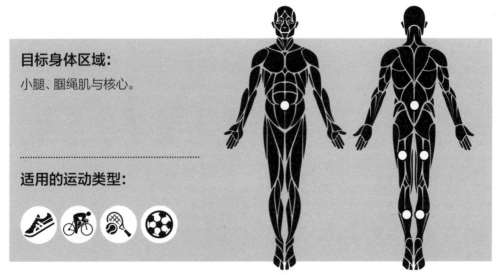

冰冻剪刀式

　　这个体式是我的力量瑜伽课堂中常用的结束体式之一，可以把每一丝虚弱从我们的核心里面除去。在体式中不要害怕你的身体颤抖，这个现象意味着你正在重塑肌肉群。

1. 从伸向天空式开始，呼气时将左腿向前伸展。

2. 吸气时，将双臂向前伸展。在这里保持5~10次深呼吸，每次呼气时挤压腹部。用勾脚来获得更多的来自核心的力量，然后在另一侧重复。

　　变体： 弯曲膝关节。

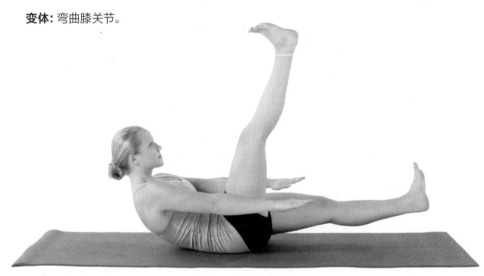

目标身体区域：
小腿、腘绳肌、股四头肌与核心。

适用的运动类型：

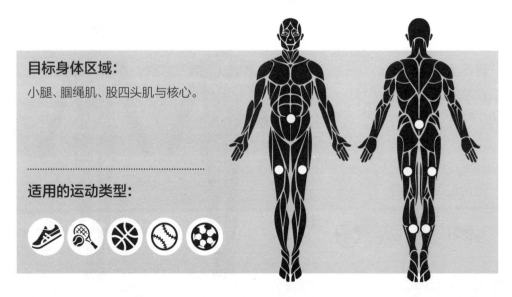

螃蟹式

我喜欢吃螃蟹腿，但我更喜欢能够增强核心与臀部的螃蟹式。螃蟹式也能够刺激呼吸系统与内分泌系统。

1. 从坐姿开始，把双手放在身体后面的地板上，吸气时把身体往上推，双手应位于肩部正下方。充分拉长手臂，手肘略弯。试着找到一个令你感觉最好的放手的位置。

2. 脚跟移到膝盖下方，在每次呼气时挤压腹部，保持核心收紧。想象一下，在你的臀部下方有一个仙人掌，保持提升核心，不要落到仙人掌上面。略收下巴，在这里保持5~10次深呼吸。

变体： 如果你的手腕有问题，可用前臂代替双手来支撑。

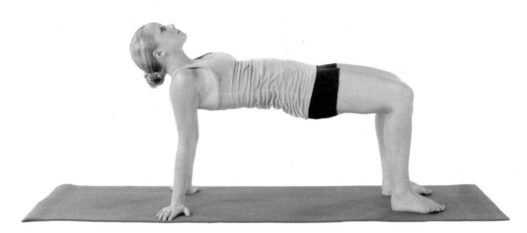

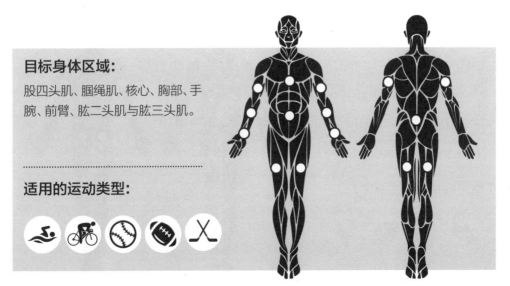

目标身体区域：
股四头肌、腘绳肌、核心、胸部、手腕、前臂、肱二头肌与肱三头肌。

适用的运动类型：

平衡猫式

　　我从未真正见过一只猫做这个动作，但人们却很喜欢这个对核心力量、专注以及平衡有帮助的体式。

1. 从双手双膝落于地面的四柱支撑式开始，吸气时将左腿向后伸展，同时右臂向前伸展。

2. 保持身体平行于地面，下巴略收，在每次呼气时挤压腹部。换另一边前在这里保持5~10次深呼吸。

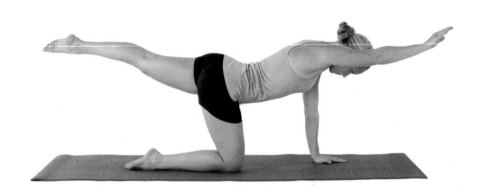

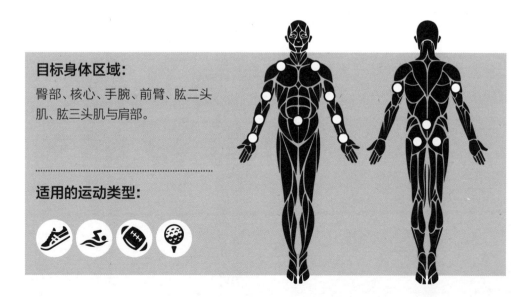

目标身体区域：

臀部、核心、手腕、前臂、肱二头肌、肱三头肌与肩部。

适用的运动类型：

笨拙的飞机式

看起来笨手笨脚的? 是的! 但这是一个加强臀部与核心平衡的绝妙体式, 它能够建立全身的平衡与专注。

从平衡猫式开始, 通过将手臂和腿往对角线方向伸展, 来更深层次地收紧臀部与核心。虽然笨拙, 但是美丽。在这里保持5~10次深呼吸, 然后在另一边重复。

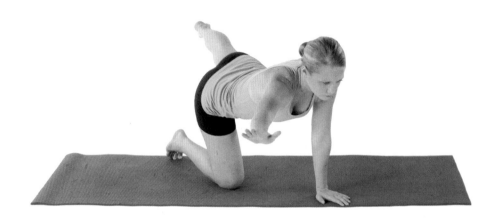

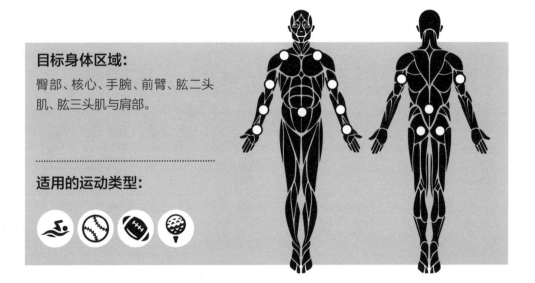

目标身体区域:

臀部、核心、手腕、前臂、肱二头肌、肱三头肌与肩部。

适用的运动类型:

107

鼻到膝式

鼻子寻找膝盖，膝盖邂逅鼻子。核心，准备工作了。

1. 从经典平板式开始，呼气时弓背，收紧腹部，将膝盖拉向胸部。

2. 保持肩部向后拉，在这里停留5~10次深呼吸，然后在另一边重复。

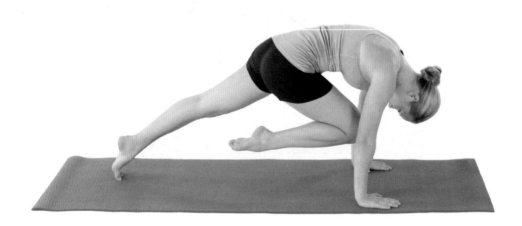

目标身体区域：

核心、手腕、前臂、肱二头肌、肱三头肌、脊柱与肩部。

适用的运动类型：

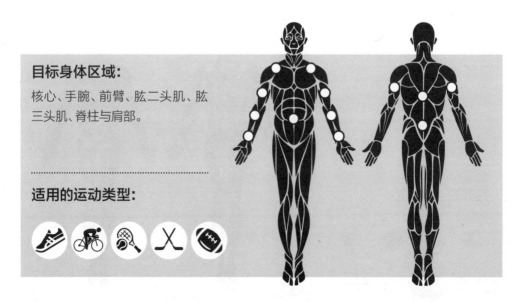

半船式

让我们扬帆起航吧,去发现更好的核心与姿态。这个体式能够建立平衡与专注。

1. 从坐姿开始,双脚移向臀部,肩部向下向后卷,打开胸部。

2. 吸气时双脚抬起到膝盖正前方,然后弯曲膝关节,并拢双腿。掌心向下,双臂向前伸展。

3. 略收下巴,在每次呼气时挤压腹部。在这里保持5~10次深呼吸。

   变体: 你可以轻轻地从上方抓住腿来获得更多支持,或者干脆把双脚放在地上。

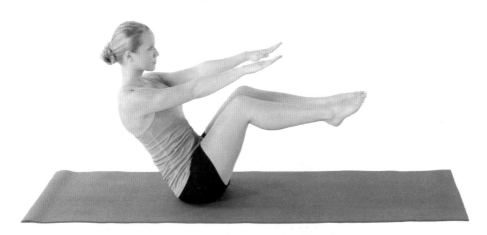

目标身体区域:

髋屈肌、核心与肩部。

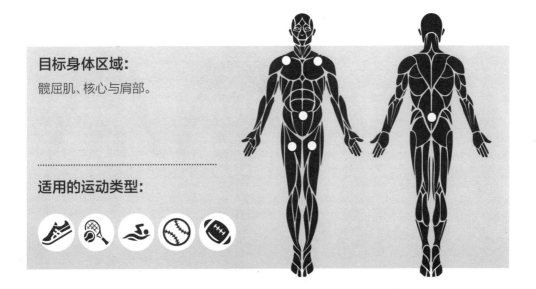

适用的运动类型:

109

完全船式

当你开始瑜伽之旅后，试着将船驶向更深的水域，建立起真正强大的核心。这个体式有助于纠正姿态，建立平衡与专注。

1. 从半船式开始，吸气时将双腿沿对角线方向伸展。

2. 保持手臂与肩同宽，伸向前方，或者把它们伸过头部来真正地感受这个体式。在这里停留5~10次深呼吸。

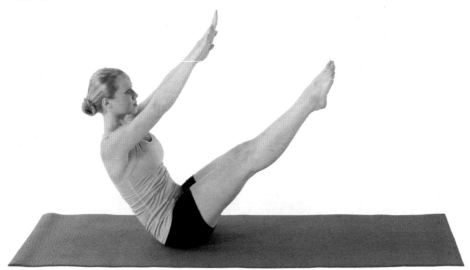

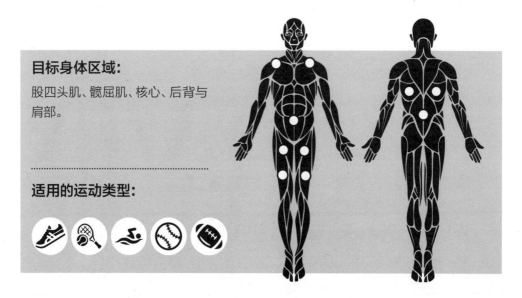

目标身体区域：

股四头肌、髋屈肌、核心、后背与肩部。

适用的运动类型：

鹰式船式

如果你一直关注我，你就会知道我把鹰式加入到所有的体式中，因为这样能有效地伸展肩部与胸部。

1. 从半船式开始，将右臂缠绕在左臂下面，就像一只鹰的姿态。

2. 呼气时将左腿放在右腿上面，或者将双腿伸直进入完全船式。

3. 吸气时挤压腹部，将手指伸向天空，感受正在工作的肌肉群！在这里保持5~10次深呼吸，然后释放。

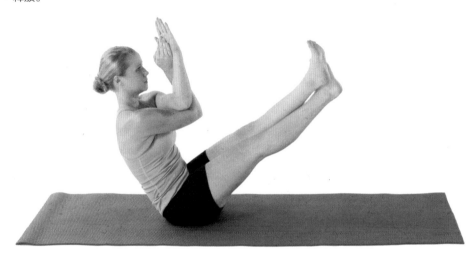

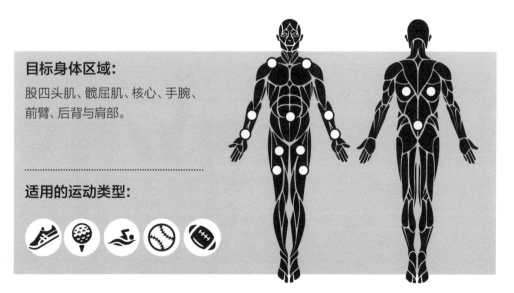

目标身体区域：

股四头肌、髋屈肌、核心、手腕、前臂、后背与肩部。

适用的运动类型：

111

伸展船式

现在我们准备要在船式练习中加入大量伸展腘绳肌的动作。

1. 从半船式开始，吸气时抓住脚踝将双腿伸向天空。

2. 在下次吸气时，稍弯曲膝关节，呼气时继续伸展双腿。找到平衡，如果可以的话，抓住双脚。这是一个能够提高运动表现的强大的体式，在这里保持5~10次深呼吸，然后慢慢地释放。

   变体： 抓住腿后侧，把膝盖拉向胸部。每次呼气时进一步伸展双腿，向上提升身体。

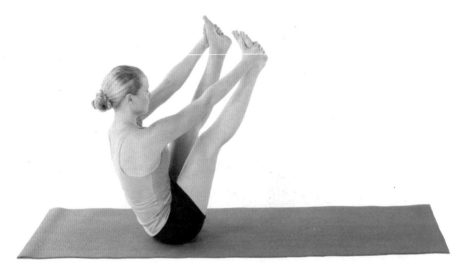

目标身体区域：

腘绳肌、大腿内侧、核心、手腕、后背与肩部。

适用的运动类型：

宽腿船式

在这个独特的船式变体中跟你的髋部打个招呼吧。这个体式可以建立起无与伦比的平衡与专注，并且是一个非常棒的纠正姿态的体式。

1. 从半船式开始，吸气时将髋部打开到一个舒服的位置，勾脚。

2. 呼气时把双臂放在两腿间向前伸展。在这里保持5~10次深呼吸，然后慢慢地释放。

   变体： 将双手放在腿上来获得更多支撑。

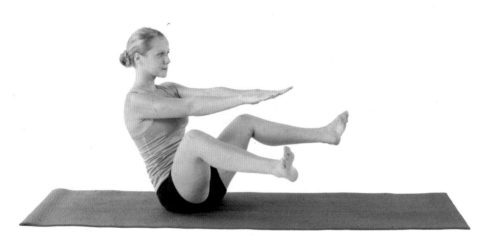

目标身体区域：

小腿、大腿内侧、髋屈肌、臀部、核心、后背与肩部。

适用的运动类型：

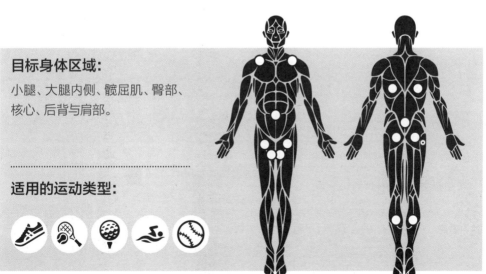

极致船式

终极船式来了，我把最极致的核心爆炸体式保留到最后，这个体式能够提升力量与耐力。

1. 从半船式开始，呼气时将后背慢慢地落到地面上。

2. 吸气时将双臂伸过头部，伸展并放低双腿，让它们尽量靠近地面。

3. 保持下背部始终落于地面，在这里保持5~10次深呼吸。身体颤抖是正常的!

   变体: 弯曲膝关节，或者把头部放在地面上。你也许可以把手臂放在身体两边。

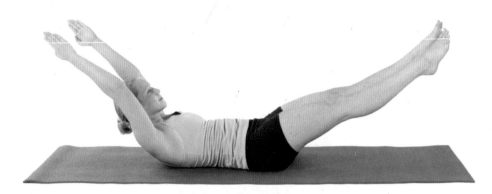

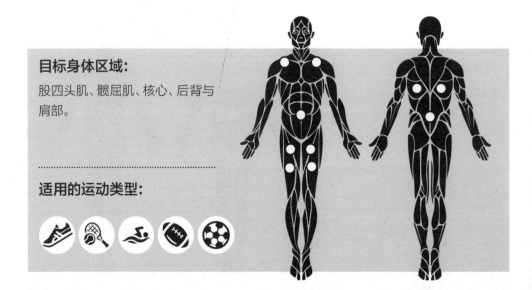

目标身体区域:

股四头肌、髋屈肌、核心、后背与
肩部。

适用的运动类型:

超人式

　　超人式（或者女超人式）是一个能够加强下背部与腹部的超级有效的练习，它也能够改善血液循环与体态。

1. 从趴着的姿势开始，双臂向前伸展。确保手臂与肩同宽，双腿与髋同宽。

2. 吸气时将双臂和双腿从垫子上抬起来，保持视线看向地板。

3. 呼气时从指尖到脚尖充分伸展。在这里保持5~10次深呼吸，然后释放。

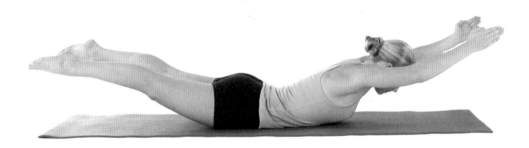

目标身体区域：

股四头肌、腘绳肌、臀部、核心、肱二头肌、肱三头肌、胸部与肩部。

适用的运动类型：

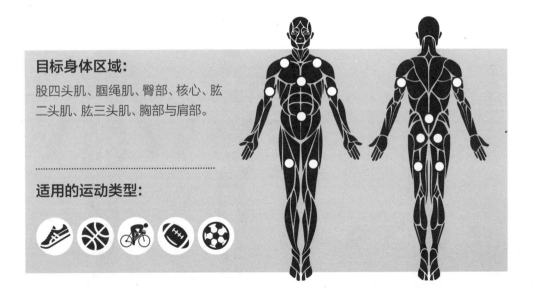

肩桥式/轮式

从船式到桥式，让你的核心区域、后背与臀部持续工作。这个体式能够提升能量。

1. 从极致船式开始，呼气时把脚跟放到膝盖正下方并保持始终落在地面上，双臂落于身体两侧。

2. 吸气时卷起骨盆，慢慢地抬起来进入肩桥式，感受重心落在肩部上。十指交扣，呼气之前把背部慢慢地落下来，在这里保持5~10次深呼吸。

3. 让我们来说一下轮式吧。把双手放到体操中后弯的位置，吸气时把髋部往天空方向推，收紧肱三头肌。

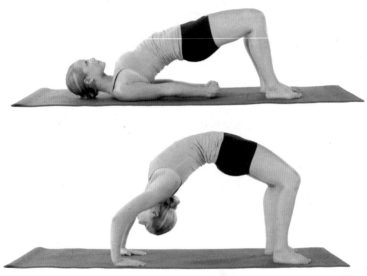

目标身体区域：

股四头肌、腘绳肌、臀部、核心、脊柱、胸部、手腕、前臂、肱二头肌、肱三头肌与肩部。

适用的运动类型：

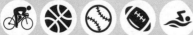

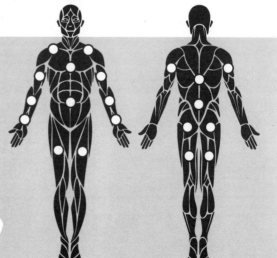

宽腿扭转

　　让我们站起来做最后一个核心体式吧，这也是一个很棒的体式。

1. 从宽腿站姿开始，脚趾朝前。

2. 呼气时把左手放在地面，胸部正下方的位置。

3. 吸气时把右臂抬高至与地面平行，保持。在这里停留5~10次深呼吸，然后在另一边重复。

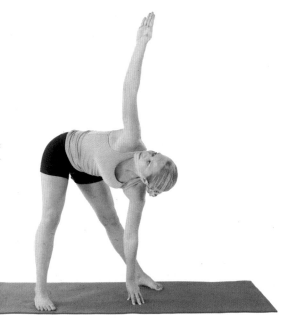

目标身体区域：

脚踝、小腿、腘绳肌、大腿内侧、腹斜肌、胸部与肩部。

适用的运动类型：

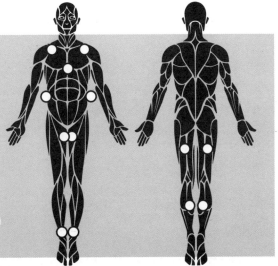

第8章
放松与拉伸

最终，你来到了这里，我的朋友！在力量瑜伽中，我们非常重视放松过程，因为它能够让心血管系统慢下来，回到正常的功能状态；还可以增强柔韧性，伸展肌肉，让你的心专注在每次呼气和释放上。柔韧性越强，你就越能感受到自己变得更加年轻，并更能降低受伤的风险。这里是一些我最喜欢的体式，确保你能感受到年轻和强壮，准备好接受这些有挑战性的放松体式吧。其中的一些体式包括了2个或3个部分，环环相扣地帮助你获得最佳运动表现。

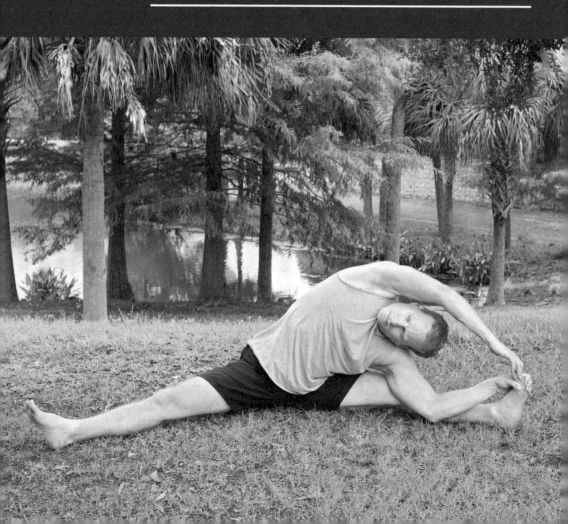

婴儿式/穿针引线式

这个组合能够平静大脑,有助于释放压力、缓解疲劳。

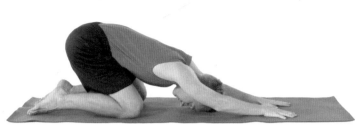

1. 从双手双膝落于地面的四柱支撑式开始,双手向前滑动,同时将尾骨向后推。

2. 放松颈部,呼气时手指往前伸,吸气时肩部向后拉。感觉太棒了! 在这里保持5~10次深呼吸。

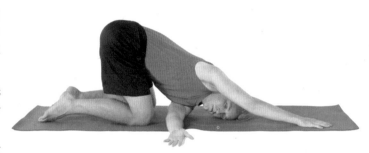

3. 在这里加入穿针引线式,呼气时左臂滑至身体下方,面部落于地面。

4. 保持视线看向左手。在这里保持5~10次深呼吸,然后在另一边重复。

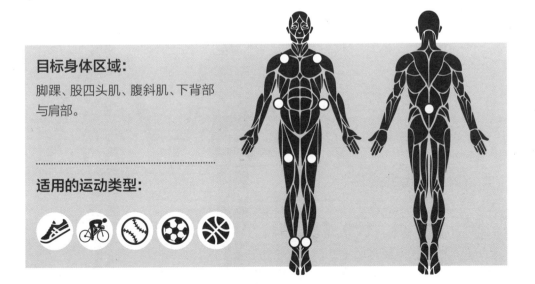

目标身体区域:
脚踝、股四头肌、腹斜肌、下背部与肩部。

适用的运动类型:

低弓步/劈叉

你已经想要做劈叉了吗？这个序列是一个很好的开始。

1. 从新月弓步开始，呼气时将后腿膝盖落下，双手落于地面。

2. 将身体慢慢地往前拉，来伸展股四头肌和髋屈肌，在这里保持5~10次深呼吸，然后在另一边重复。

3. 准备好做劈叉了吗？呼气时慢慢地将前腿向前伸展，确保双手落于地面以支撑身体。在呼吸中缓慢、小心地加深体式，然后在另一边重复。

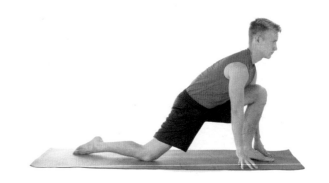

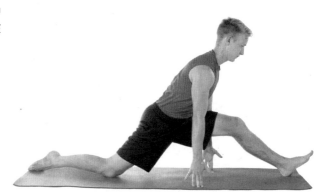

目标身体区域：

小腿、膝关节、腘绳肌、股四头肌、髋屈肌与腹股沟。

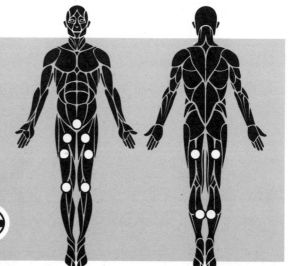

··

适用的运动类型：

折叠树叶式/ 交叉腿折叠树叶式

这里是一些能够释放脊柱与腘绳肌压力的体式。

1. 从坐姿开始，呼气时双腿向前伸展，与髋同宽。

2. 吸气时将双臂伸过头部，呼气，身体向前倾斜，用手抓住脚趾或脚踝。在这里保持5~10次深呼吸，双腿保持向上提升而不要往下落。

3. 如果要做交叉腿折叠树叶式的话，可以将左脚脚踝交叉放在右脚脚踝上面，保持5~10次深呼吸，然后在另一边重复。这是一个很棒的伸展髂胫束的动作！

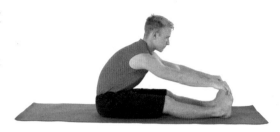

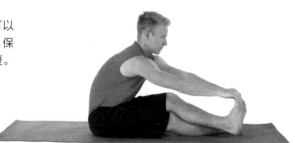

目标身体区域：

跟腱、小腿、髂胫束、腘绳肌、下背部与脊柱。

适用的运动类型：

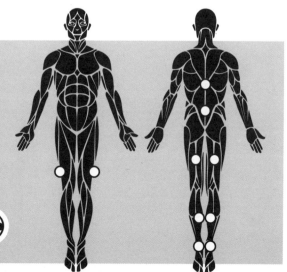

跨坐式/跨坐扭转式/侧屈跨坐式

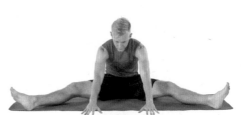

这是我在练习中最后阶段做的全身伸展系列，其中每个体式都需要保持5~10次呼吸。在每次练习、运动以及课程之后做这个序列，让我们来看一下该系列体式的不同之处。

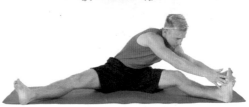

1. 从坐姿开始，双腿打开到一个舒适的位置。

2. 呼气，手臂带动上半身向前倾，并且保持背部平直。

3. 吸气时，稍稍起身，呼气时再次向前倾斜得更多一些。

4. 在这里加入跨坐扭转，吸气时抬起上半身，呼气时往左腿的方向扭转身体。在两边都做一下。

5. 在这里加入跨坐侧屈，吸气时向上伸展左臂。

6. 呼气时拉长上半身进行侧屈，试着去触摸你的右腿或右脚。在两边都做一下。

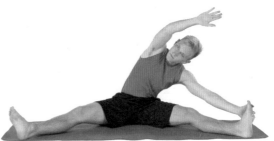

目标身体区域：

脚踝、小腿、髂胫束、大腿内侧、腹股沟、髋部、核心、腹斜肌与肩部。

适用的运动类型：

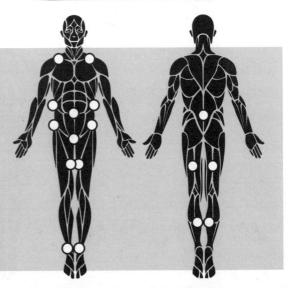

蜘蛛式

你的腘绳肌是如此喜欢蜘蛛式! 每位运动员都需要放松腘绳肌, 以便能够在比赛时处于百分之百的最佳状态。

1. 平躺在地面上, 吸气时将右腿向上伸展。

2. 吸气, 尽量抓到腿的最上部。肩部和头部抬离地面。

3. 吸气, 稍微弯曲膝关节, 呼气时伸展腿部。在这里保持5~10次深呼吸, 然后在另一边重复。

   变体: 你也可以将头部落在地面来做这个体式。

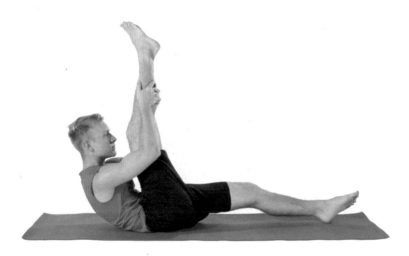

目标身体区域:

脚踝、小腿、腘绳肌和下背部。

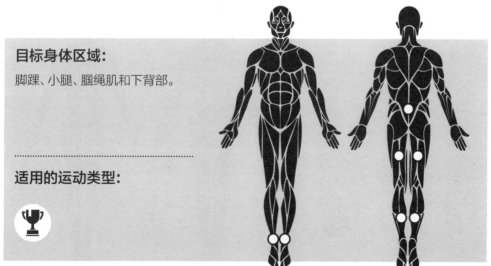

适用的运动类型:

快乐婴儿式

这个对髋部有巨大伸展作用的体式有另外一个名字："死虫子"。它给身体提供了一个很棒的下背部按摩效果。

1. 平躺在地面上。吸气时抓住脚的内侧或外侧。

2. 呼气时保持膝关节弯曲，打开髋部。想象你的膝关节非常沉重。

3. 慢慢地往两边滚动身体，在地上按摩你的下背部并进一步打开髋部。在这里保持5~10次深呼吸。

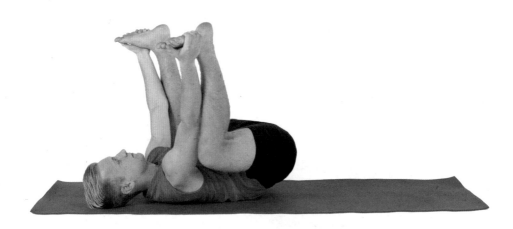

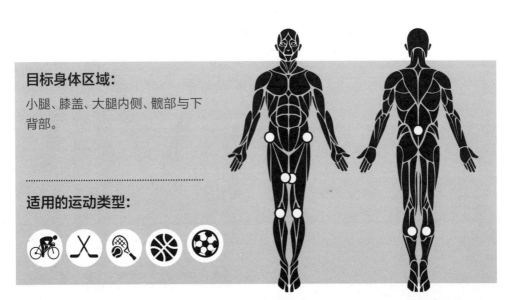

目标身体区域：

小腿、膝盖、大腿内侧、髋部与下背部。

适用的运动类型：

124

仰卧脊柱扭转

这是我给客户布置最多的家庭作业，每一天早晚各做一下这个体式。它甚至对帮助消化和减轻焦虑有辅助作用。

1. 平躺在地面上，吸气，把双膝拉向胸口。

2. 呼气时让双腿落到身体右侧，进入一个完全扭转体式。

3. 视线看向左边。你也可以用左手抓住脚底来获得更好的伸展。在这里停留5~10次深呼吸，然后在另一边重复。你的脊柱会喜欢这些。

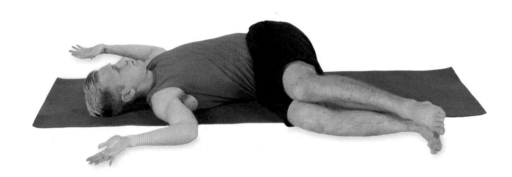

目标身体区域：

髂胫束、髋部、下背部、脊柱、后背、胸部与肩部。

适用的运动类型：

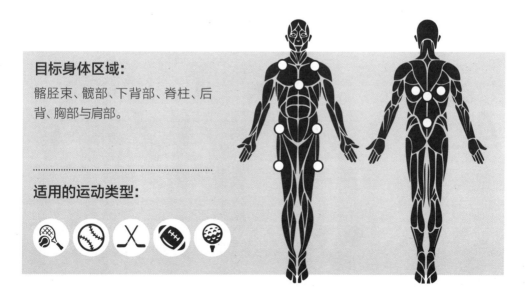

障碍式

我在跑道上会做这个体式，并且它真的让我跑得更快。

1. 从坐姿开始，呼气时向前伸直左腿，并且把右脚拉向右腿内侧。

2. 吸气时将双臂伸过头部，然后向前伸展，越过左腿。在这里保持5~10次深呼吸，然后在另一边重复。

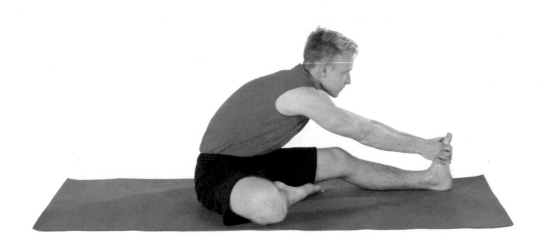

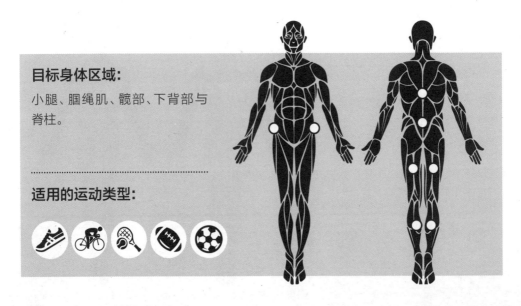

目标身体区域：

小腿、腘绳肌、髋部、下背部与脊柱。

适用的运动类型：

跑者伸展式/金字塔式

你也许认为这些体式都是为跑者准备的，但它们也是为任何想要跑得更快的人准备的。把每个体式都保持5~10次深呼吸，两边都做。这个伸展体式能够改进姿态和平衡。

1. 从低弓步开始，右膝落于右髋下方，在吸气的同时向前伸展左腿。

2. 双手放在地板上，呼气时身体向前倾。

3. 在这里加上金字塔式，将这个伸展提升一个层次！勾右脚，右腿向前伸展。把双手放在腿或地板上，在每次呼气时伸展前腿。

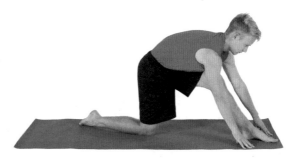

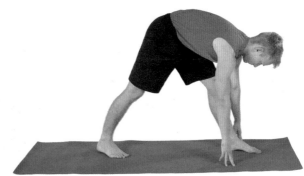

目标身体区域：
小腿、腘绳肌、股四头肌、脊柱与肩部。

适用的运动类型：

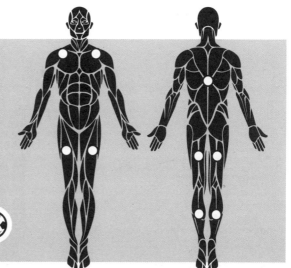

猫/牛式

在这个奇怪的动物配对体式中，脊柱会得到很棒的伸展。它能够释放全身的紧张和焦虑。

1. 从双手双膝落于地面的四柱支撑式开始，猫式的做法是吸气时垂头，双手压向地面，将背部往天空的方向弓起来。

2. 牛式的做法是把胃部落向地面，笔直向前看。慢慢地来回重复10次。

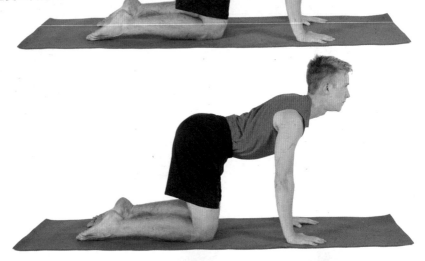

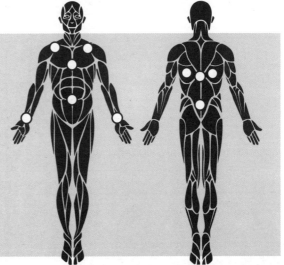

目标身体区域：

核心、胸部、脊柱、手腕、后背与肩部。

适用的运动类型：

 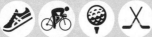

鹰式前屈折叠式

再一次把鹰式手臂动作加到这个体式中，让它成为一个超级体式。更不用说这个体式能够让你的腘绳肌获得巨大的释放。

1. 从站姿开始，左臂缠绕在右臂下面成为鹰的形状。

2. 呼气时保持重心落于脚趾，缓慢地让身体下潜，进入前屈折叠姿势。在这里保持5~10次深呼吸，然后换另一边重复体式。感觉很酷！

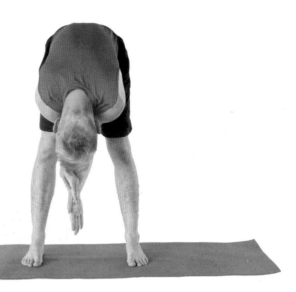

目标身体区域：

小腿、腘绳肌、手腕、前臂、下背部、后背与肩部。

适用的运动类型：

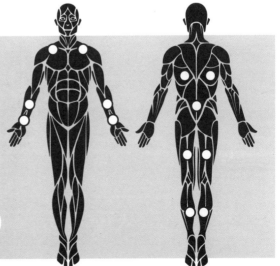

燃料式

就像是把木头放到火堆里那样来真正打开髋部。

1. 从交叉腿坐姿开始，呼气时把左脚踝放到右侧大腿上。

2. 吸气时双臂向上伸过头部，呼气时伸展左膝。在这里保持5~10次深呼吸，在两边都做一下。

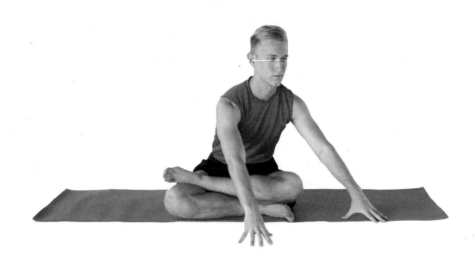

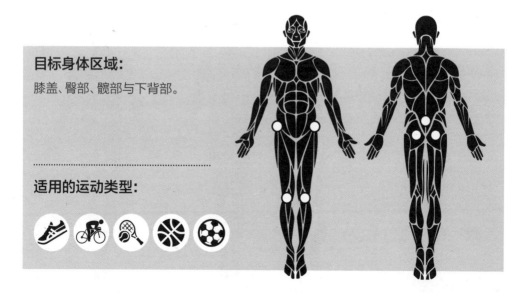

目标身体区域：

膝盖、臀部、髋部与下背部。

适用的运动类型：

捕手深蹲式

在这里深蹲能够帮助你真正打开髋部。

1. 从站姿开始，呼气时蹲下来，膝盖往两边打开。

2. 吸气时合掌，呼气时尾骨往地面方向下沉。

3. 吸气，抬起上半身，运用手肘进一步打开髋部。在这里保持5~10次深呼吸，然后慢慢地站起来。

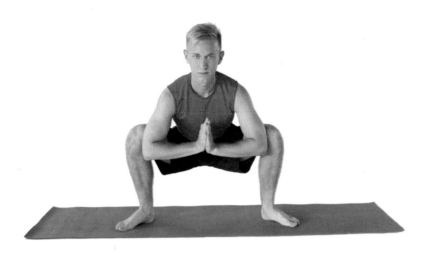

目标身体区域：

膝盖、股四头肌、腘绳肌、臀部、髋部与下背部。

适用的运动类型：

131

膝盖收拢式

给自己一个拥抱，并且让下背部感受到快乐。这个伸展动作能够平静、舒缓心智。

1. 平躺在地面上，吸气时用双手把膝盖拉向胸部。

2. 呼气时慢慢地往两边滚动，吸气时回到中心。往两边滚动5~10次深呼吸。额外奖励：摆动你的手指和脚趾。

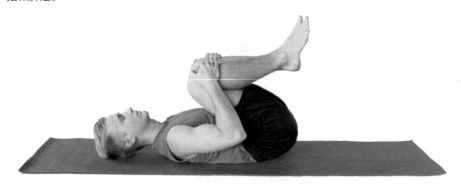

目标身体区域：

膝盖与下背部。

适用的运动类型：

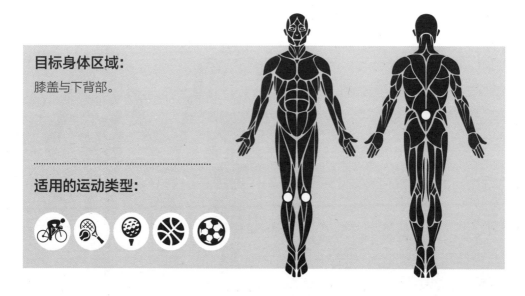

仰卧蝴蝶式/摊尸式

我们已经来到最后两个体式，它们将带你进入有生以来最深沉的睡眠。摊尸式应至少做5分钟。

1. 从膝盖收拢式开始，吸气时双脚脚底并拢，呼气时把它们落到地面。

2. 把手放在大腿内侧，使下背反弓时进一步打开髋部。放松双肩，专注地在这里保持5~10次深呼吸。

3. 呼气时，将双脚在地面滑动，进入摊尸式，这也是大多数瑜伽练习的收尾体式。

4. 将双臂落在身体两边，放松髋部，在这里保持5~10次深呼吸，放松，将大脑放空一会儿。

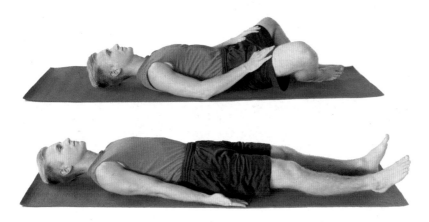

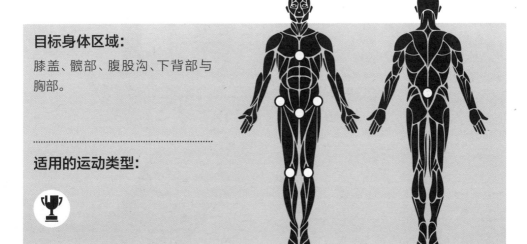

目标身体区域：

膝盖、髋部、腹股沟、下背部与胸部。

适用的运动类型：

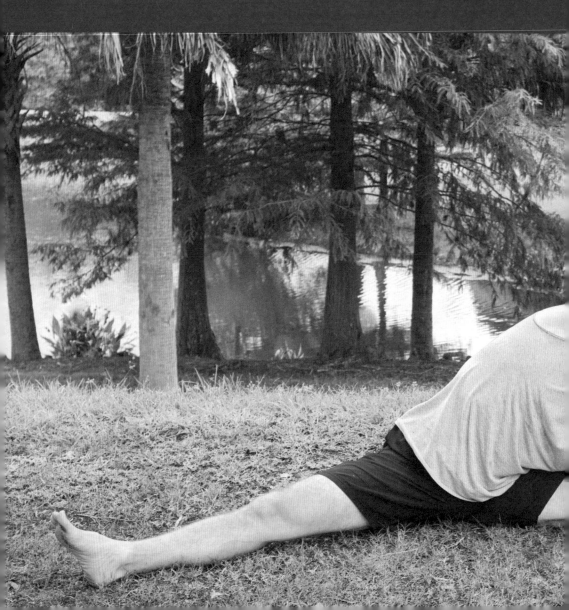

第2部分
流动序列

第9章
热身/放松流动
序列

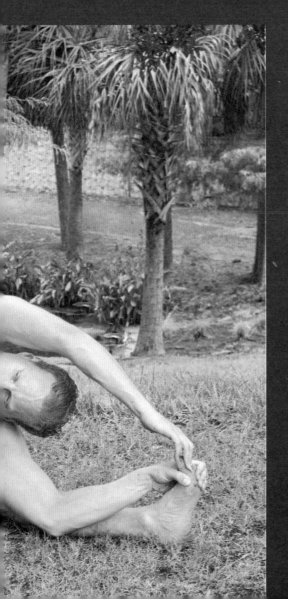

注意: 当你练习这些流动序列时,我建议从以下3个方面入手。

1. 作为一个初学者或想要获得更深入伸展的练习者,可以将每个体式保持5~10次深呼吸(30~60秒),以便获得更深入的、着重于深层肌肉的燃烧与伸展。运用这个方法之后,这些流动序列会变得更长,但是你将因此掌握这些体式,并进入到后面两个练习方法。

2. 将每个体式仅仅保持1~2次呼吸来提升心率,并创造出更多充满活力的力量瑜伽流动序列。

3. 每个体式保持时间的不同取决于你的感受。把它变成你自己的流动序列。

　　这些流动序列能够在运动之前加速你的血液流动,或在艰苦的运动之后释放身体的压力。确保按照书中所给出的体式序列来练习。你总是需要一些额外的时间来建立从瑜伽练习回归到现实世界的桥梁,反之亦然。在保持每个体式时,运用你的呼吸让伸展更加深入。你的呼吸决定你的体式。现在让我们放松身体!

基础站立热身流动序列

你才刚刚开始，需要一些简单、轻柔的流动序列。这就是为你而设计的序列。

1. 山式（见第17页）

2. 侧屈式（两边）（见第18页）

3. 后弯式（见第19页）

4. 前屈折叠式（见第20页）

5. 平背式（见第21页）

6. 走动的前屈折叠式（见第85页）

7. 后弯式（见第19页）

8. 侧屈式（两边）（见第18页）

（根据需要重复。）

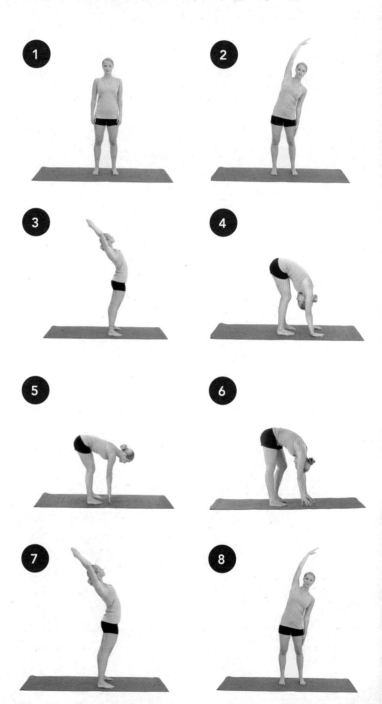

中级热身流动序列

让我们在序列中加入一些让心智变得敏锐、促进血液流动的体式。

1. 山式（见第17页）

2. 高山式（见第29页）

3. 侧屈式（两边）（见第18页）

4. 后弯式（见第19页）

5. 幻椅式（见第27页）

6. 高山式（见第29页）

7. 走动的前屈折叠式（见第85页）

8. 宽腿身印式（见第79页）

（根据需要重复。）

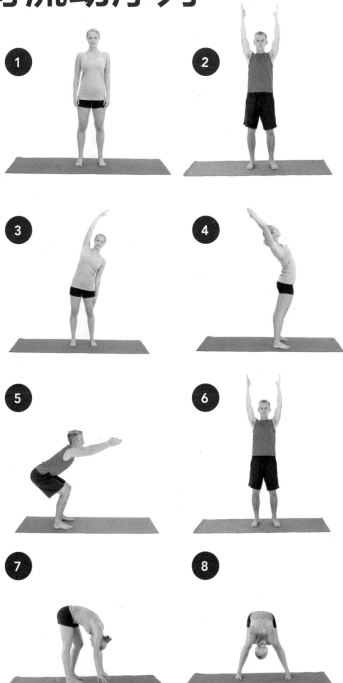

预备热身流动序列

练习了这个序列之后，就可以做让你汗流浃背地运动了。这个序列能够让你的身体和心脏恢复活力，并且畅快地流淌汗水。

1. 前屈折叠式（见第20页）

2. 平背式（见第21页）

3. 走动的前屈折叠式（见第85页）

4. 下犬式（见第23页）

5. 经典平板式（见第87页）

6. 上犬式（见第25页）

7. 下犬式（见第23页）

8. 前屈折叠式（见第20页）

（根据需要重复。）

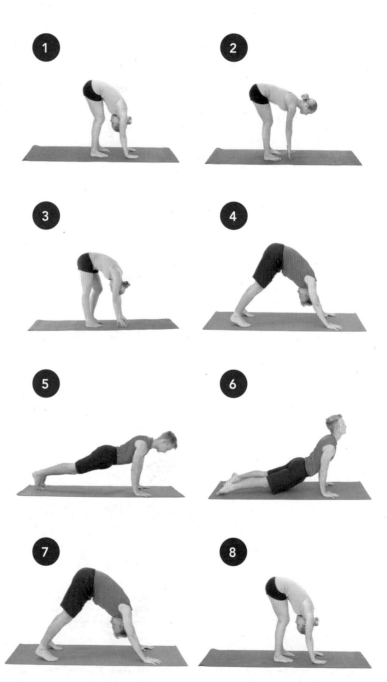

日出瑜伽流动序列

太阳升起并闪耀着! 是时候来练习瑜伽, 并充满能量地开始新的一天! 你越快动起来, 就越能更好地应对一天中所有的挑战。

1. 摊尸式 (见第133页)

2. 膝盖收拢式 (见第132页)

3. 仰卧脊柱扭转 (两边) (见第125页)

4. 仰卧蝴蝶式 (见第133页)

5. 蜘蛛式 (两边腿) (见第123页)

6. 快乐婴儿式 (见第124页)

7. 膝盖收拢式 (见第132页)

8. 低弓步 (两边) (见第120页)

(根据需要重复。)

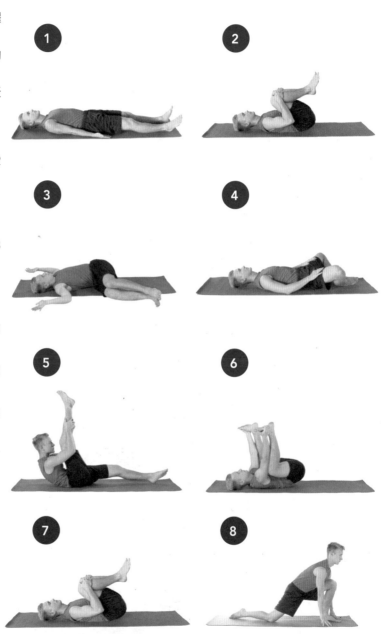

139

日落瑜伽流动序列

科学研究证实，在上床前练习瑜伽有助于获得更少干扰、更深入的睡眠。你已经训练了一整天，是时候让自己放下一切做个好梦。

1. 山式（见第17页）

2. 侧屈式（见第18页）

3. 前屈折叠式（见第20页）

4. 下犬式（见第23页）

5. 低弓步（见第120页）

6. 婴儿式（见第119页）

7. 穿针引线式（两边）（见第119页）

8. 猫式（见第128页）

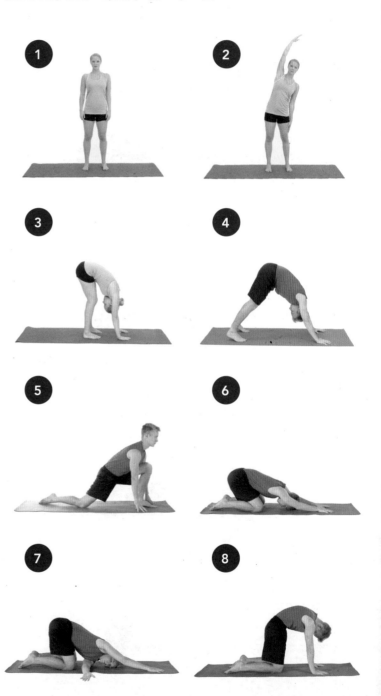

9. 牛式（见第128页）

10. 折叠树叶式（见第121页）

11. 交叉腿折叠树叶式（两边）（见第121页）

12. 快乐婴儿式（见第124页）

13. 仰卧脊柱扭转（两边）（见第125页）

14. 仰卧蝴蝶式（见第133页）

15. 摊尸式（见第133页）

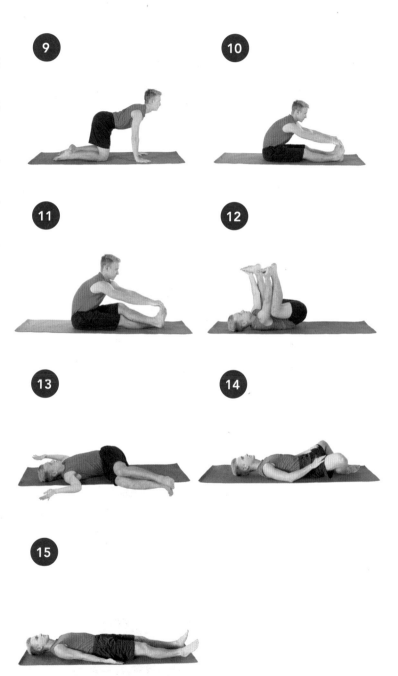

运动后流动序列

长时间地忍受压力，真的需要放松一下那些肌肉。这里是一个简短的能够伸展腘绳肌、髋屈肌与下背部的流动序列。在两边都做一下这个序列。

1. 前屈折叠式（见第20页）

2. 宽腿下犬式（见第26页）

3. 下犬式（见第23页）

4. 三腿狗式（见第24页）

5. 新月弓步（见第74页）

6. 低弓步（见第120页）

7. 跑者伸展式（见第127页）

8. 鸽子式（见第36页）

（继续练习之前在另一侧重复步骤1~8。）

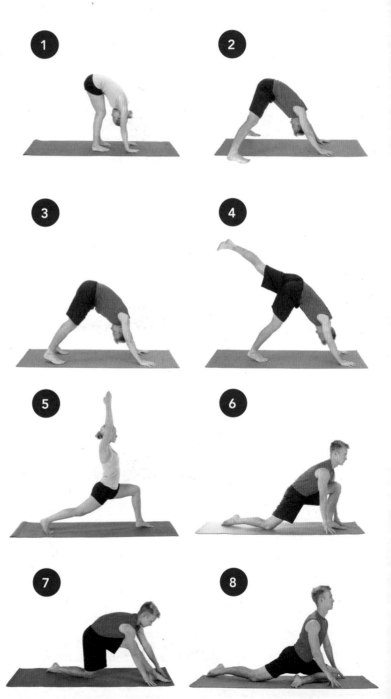

9. 婴儿式（见第119页）

10. 穿针引线式（两边）
（见第119页）

11. 跨坐式（见第122
页）

12. 折叠树叶式（见第
121页）

13. 快乐婴儿式（见第
124页）

14. 仰卧脊柱扭转（两
边）（见第125页）

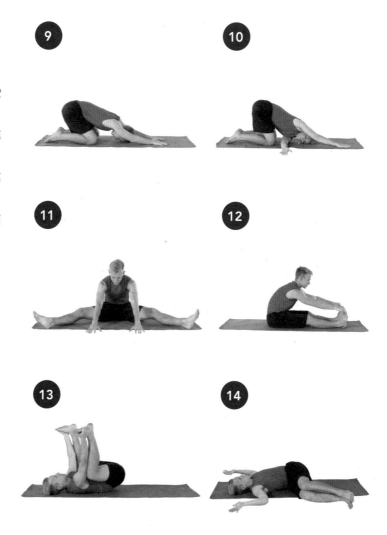

运动后站立流动序列

在这个双脚稳固扎根于地面的序列中全面拉伸并修复身体。

1. 山式（见第17页）

2. 后弯式（见第19页）

3. 侧屈式（两边）（见第18页）

4. 宽腿身印式（见第79页）

5. 宽腿扭转式（两边）（见第117页）

6. 高山式（见第29页）

7. 前屈折叠式（见第20页）

8. 走动的前屈折叠式（见第85页）

（在另一边重复步骤1~8。）

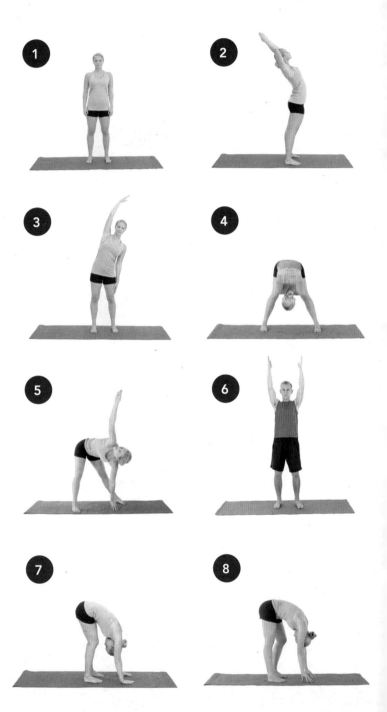

9. 下犬式（见第23页）

10. 三腿狗式（见第24页）

11. 三角式（见第71页）

12. 鹰式弓步（见第75页）

13. 鹰式前屈折叠式（见第129页）

14. 下犬式（见第23页）

15. 宽腿下犬式（见第26页）

16. 下犬式（见第23页）

（在另一边重复步骤9~16。）

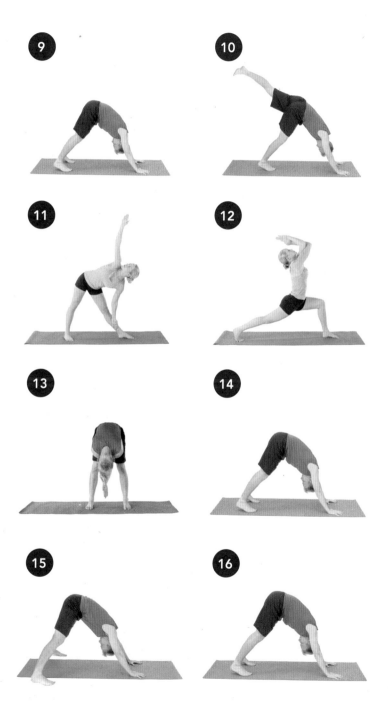

髋部与腘绳肌伸展序列

在健身房、旅途中、电视机前练习这个序列吧。

1. 高山式（见第29页）

2. 前屈折叠式（见第20页）

3. 平背式（见第21页）

4. 走动的前屈折叠式（见第85页）

5. 下犬式（见第23页）

6. 猫式（见第128页）

7. 牛式（见第128页）

8. 穿针引线式（两边都做）（见第119页）

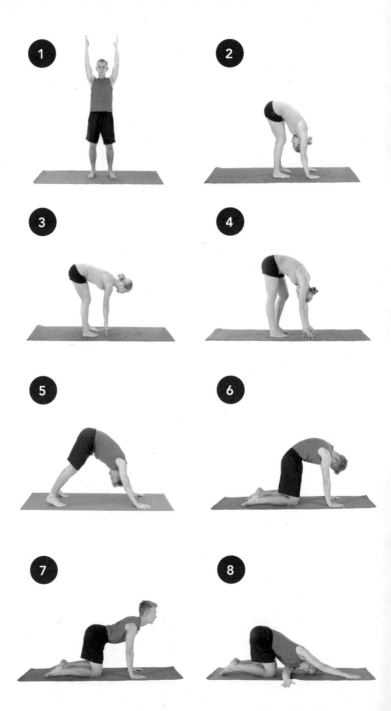

9. 折叠树叶式（见第121
   页）

10. 交叉腿折叠树叶式
    （两边都做）（见第
    121页）

11. 障碍式（两边都做）
    （见第126页）

12. 跨坐式（见第122
    页）

13. 跨坐扭转式（两边都
    做）（见第122页）

14. 燃料式（两边都做）
    （见第130页）

15. 侧屈跨坐式（两边都
    做）（见第122页）

16. 捕手深蹲式（见第
    131页）

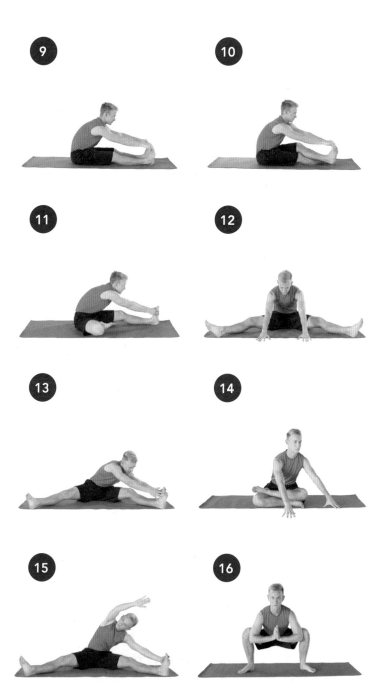

17. 宽腿扭转（两边都做）（见第117页）

18. 宽腿身印式（见第79页）

19. 低弓步（两边都做）（见第120页）

20. 蜘蛛式（两边都做）（见第123页）

21. 快乐婴儿式（见第124页）

22. 膝盖收拢式（见第132页）

23. 仰卧脊柱扭转（两边都做）（见第125页）

24. 仰卧蝴蝶式（见第133页）

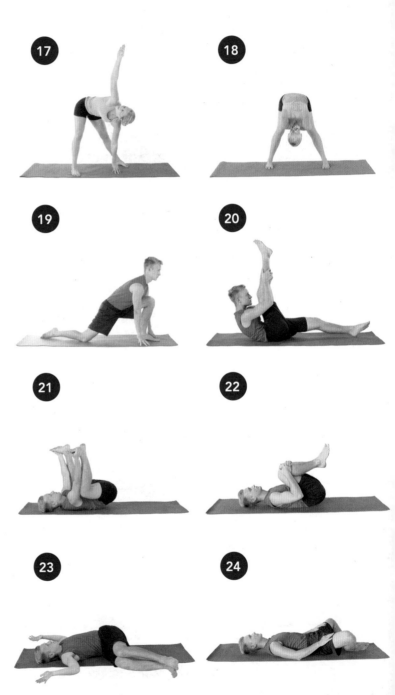

肖恩·维格的个人瑜伽伸展流动序列

当身体感到疼痛与僵紧时，我会练习这个伸展序列。如果有一天我没有做伸展练习，身体就会给我颜色看。我进行越多的伸展练习，感觉就越好，并能越快地从我的训练日程中恢复过来。

1. 山式（见第17页）

2. 走动的前屈折叠式（见第85页）

3. 后弯式（见第19页）

4. 下犬式（见第23页）

5. 三腿狗式（见第24页）

6. 新月弓步（见第74页）

7. 身印战士（见第62页）

8. 弓步扭转（两边都做）（见第84页）

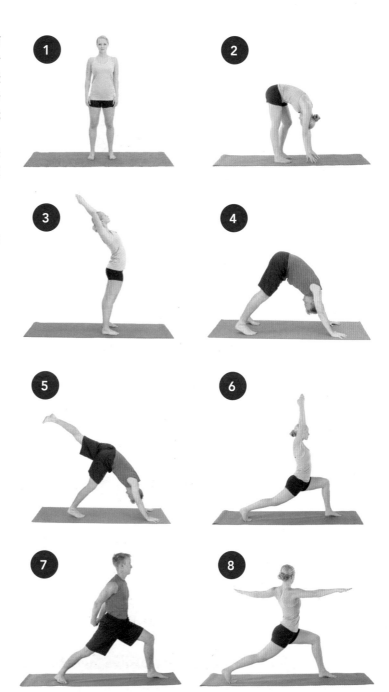

9. 鸽子式（见第36页）

10. 走动的前屈折叠式（见第85页）

11. 宽腿身印式（见第79页）

12. 下犬式（见第23页）

（重复步骤1~12，然后继续。）

13. 宽腿下犬式（见第26页）

14. 金字塔式（两边都做）（见第127页）

15. 捕手深蹲式（见第131页）

16. 跨坐式（见第122页）

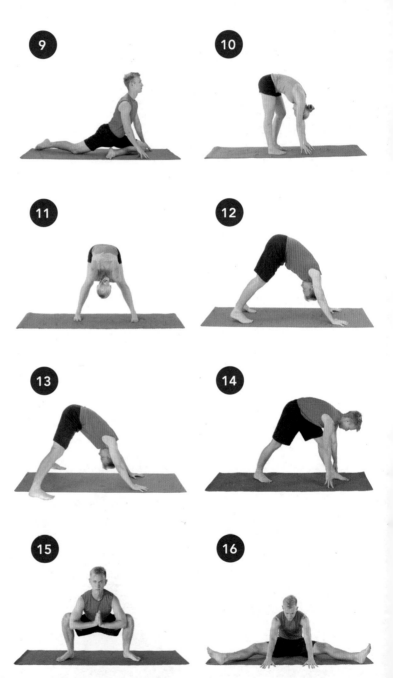

17. 跨坐扭转式（两边都做）（见第122页）

18. 侧屈跨坐式（两边都做）（见第122页）

19. 蜘蛛式（两边都做）（见第123页）

20. 快乐婴儿式（见第124页）

21. 仰卧脊柱扭转（两边都做）（见第125页）

22. 膝盖收拢式（见第132页）

23. 仰卧蝴蝶式（见第133页）

24. 摊尸式（10次深呼吸）（见第133页）

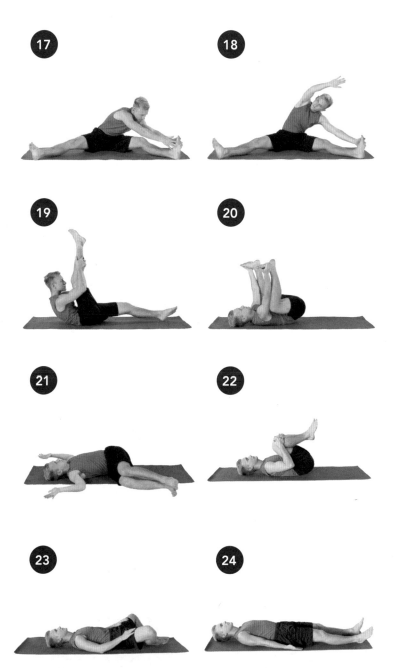

获得力量的全身伸展流动序列

有时候我喜欢将最爱的核心体式与深入的伸展体式混合在一起，以便在运动后得到最好的伸展并获取能量。这个感觉棒极了。让我们从下犬式开始。

1. 下犬式（见第23页）

2. 经典平板式（见第87页）

3. 侧板式（两边都做）（见第91页）

4. 骆驼式（见第28页）

5. 海豚式（见第34页）

6. 骆驼式（见第28页）

7. 下犬式（见第23页）

8. 前臂平板式（见第88页）

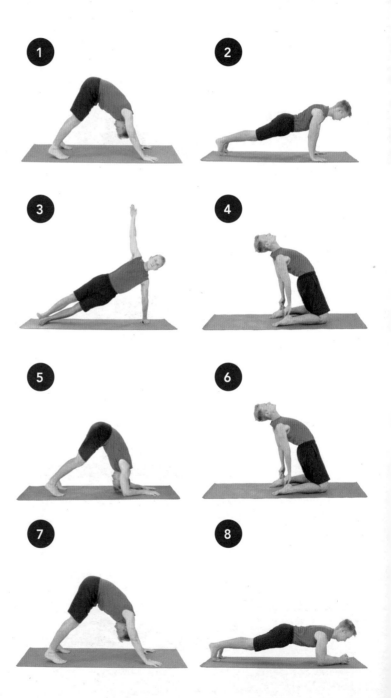

9. 婴儿式（见第119页）

10. 弓式（见第33页）

11. 上犬式（见第25页）

12. 宽腿下犬式（见第26页）

13. 向外走的平板式（见第90页）

14. 虎式（两边都做）（见第37页）

15. 穿针引线式（两边都做）（见第119页）

16. 半船式（见第109页）

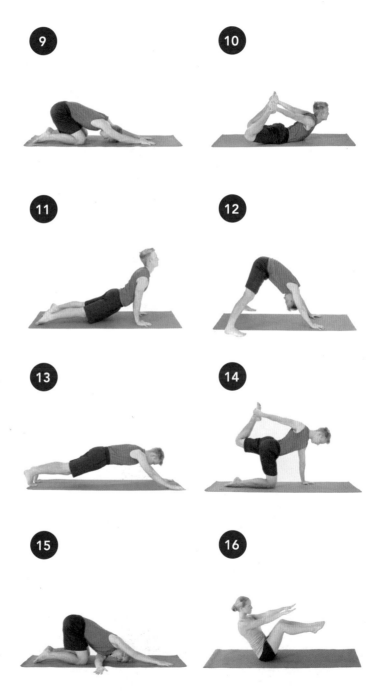

17. 折叠树叶式（见第121页）

18. 完全船式（见第110页）

19. 交叉腿折叠树叶式（两边都做）（见第121页）

20. 伸展的船式（见第112页）

21. 跨坐式（见第122页）

22. 障碍式（两边都做）（见第126页）

23. 侧屈跨坐式（两边都做）（见第122页）

24. 跨坐扭转式（两边都做）（见第122页）

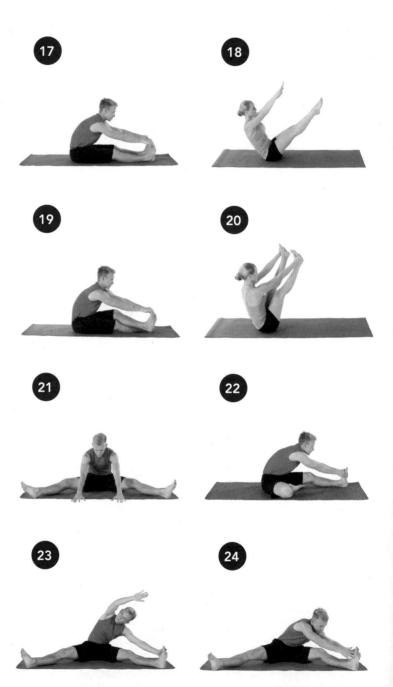

运动人士完全伸展力量瑜伽流动序列

如果你有充足的时间，这个流动序列能够舒缓、拉长你所有使用过的肌肉，并能让你的专注力变得敏锐。你必须让每一天都焕然一新，一直站在你所从事的运动项目的最顶峰。这些深入的伸展练习能够令你的身体强壮，并且准备好随时面对运动项目中的任何挑战。

1. 山式（见第17页）

2. 前屈折叠式（见第20页）

3. 后弯式（见第19页）

4. 下犬式（见第23页）

5. 经典平板式（见第87页）

6. 上犬式（见第25页）

7. 下犬式（见第23页）

8. 幻椅扭转式（两边都做）（见第78页）

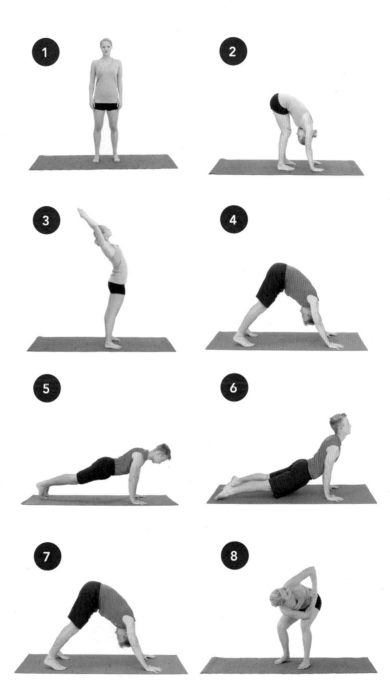

9. 鹰式（见第46页）

10. 三角式（见第71页）

11. 扭转三角式（见第73页）

12. 半月式（两边都做）（见第80页）

13. 扭转半月式（见第81页）

14. 下犬式（见第23页）

15. 三腿狗式（见第24页）

16. 低弓步（见第120页）

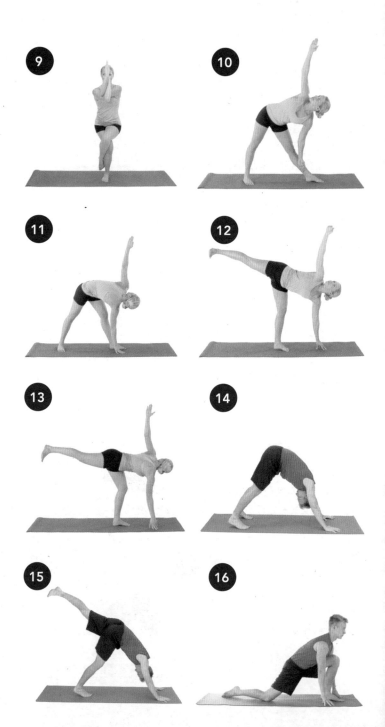

17. 新月弓步（见第74页）

18. 鹰式弓步（见第75页）

19. 鸽子式（见第36页）

20. 金字塔式（见第127页）

（在另一边重复步骤9~20，然后继续。）

21. 跨坐式（见第122页）

22. 跨坐扭转式（两边都做）（见第122页）

23. 侧屈跨坐式（两边都做）（见第122页）

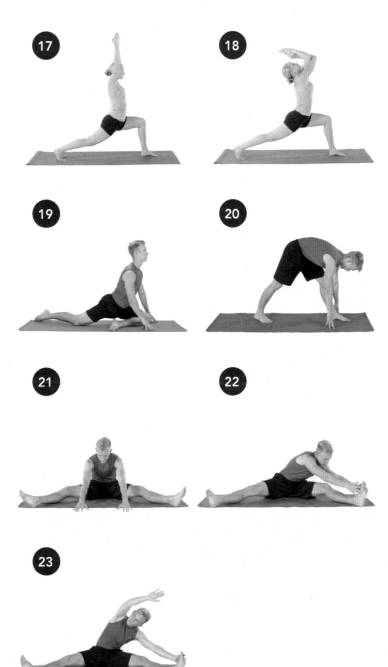

第10章

力量流动序列

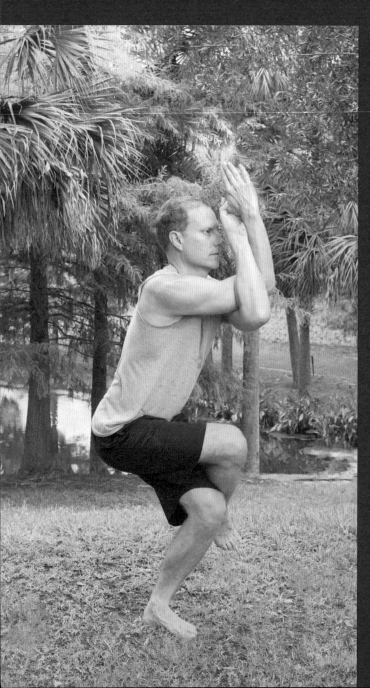

时间紧张，但是还想要做一个高强度的魔鬼训练？这些强大的流动序列能够马上让你全身湿透，并获得充分伸展。这些序列适合任何繁忙的日程，在你正常训练之前或之后做这些体式，能让你的训练获得最好的训练效果。我建议将每个体式保持1~2次深呼吸，如果你想在某个特别的体式上保持得更深入，那就在这个体式上保持得更久一些，并且运用呼吸来连接体式之间的转换过程。

你可以尽可能地多次重复这个完整的序列，并且在练习过程中注意聆听自己的身体。我很享受在每个让我觉得艰难的体式上保持至少5次呼吸，来确保身体上虚弱与不平衡的地方得到了改善。

力量串联流动序列

这是最基础的力量瑜伽流动序列，所以请慢慢地做，让每块肌肉都参与进来。

1. 山式（见第17页）

2. 前屈折叠式（见第20页）

3. 平背式（见第21页）

4. 前屈折叠式（见第20页）

5. 下犬式（见第23页）

6. 经典平板式（见第87页）

7. 盘旋平板式（见第94页）

8. 上犬式（见第25页）

9. 下犬式（见第23页）

10. 山式（见第17页）

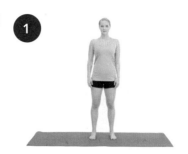

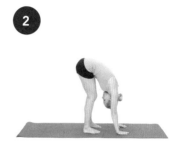

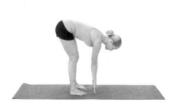

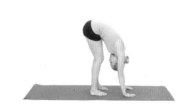

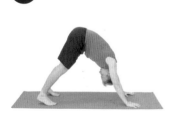

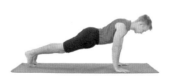

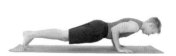

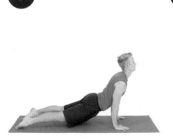

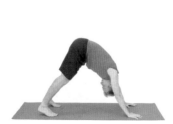

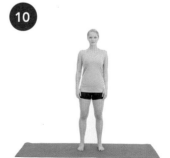

弓步串联流动序列

让我们把弓步加入到这个流动序列中来，以便获得更多的平衡与专注。

1. 下犬式（见第23页）

2. 三腿狗式（见第24页）

3. 新月弓步（见第74页）

4. 经典平板式（见第87页）

5. 盘旋平板式（见第94页）

6. 上犬式（见第25页）

7. 下犬式（见第23页）

（在另一边重复以上序列。）

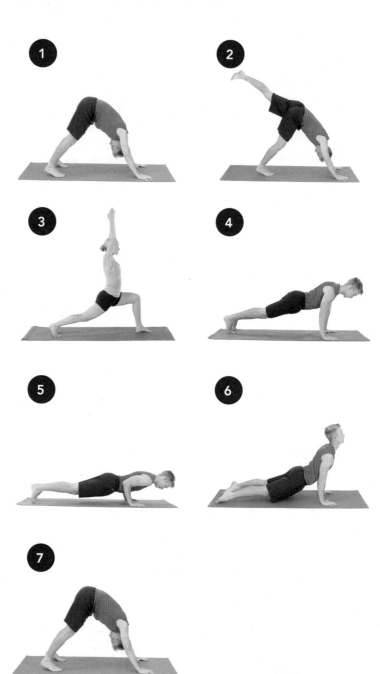

核心力量串联流动序列

在伸展每一块肌肉的同时，建立强大的核心力量。

1. 山式（见第17页）

2. 前屈折叠式（见第20页）

3. 下犬式（见第23页）

4. 三腿狗式（见第24页）

5. 抬腿平板式（见第98页）

6. 盘旋平板式（见第94页）

7. 上犬式（见第25页）

8. 下犬式（见第23页）

（在另一边重复这个序列。）

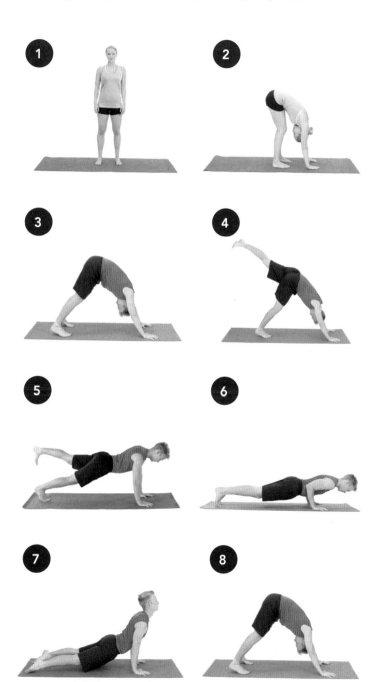

几何三角流动序列

通过练习这些能够纠正姿态的三角式变体来加强臀部、腿部与核心的力量。

1. 山式（见第17页）

2. 后弯式（见第19页）

3. 幻椅式（见第27页）

4. 三角式（见第71页）

5. 极致三角式（见第72页）

6. 扭转三角式（见第73页）

7. 三角式（见第71页）

8. 山式（见第17页）

（在另一边重复这个序列。）

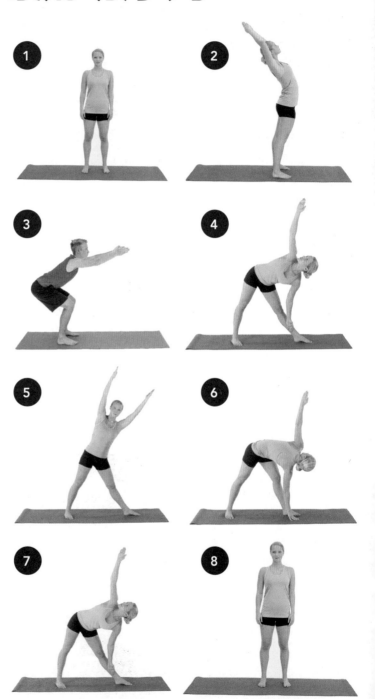

燃烧臀部的幻椅式与鹰式流动序列

如果你正在寻找更多的臀部与腿部力量，那么这就是你的流动序列。

1. 山式（见第17页）

2. 幻椅式（见第27页）

3. 幻椅扭转式（两边都做）（见第78页）

4. 鹰式（两边都做）（见第46页）

5. 单腿幻椅式（两边都做）（见第47页）

6. 捕手深蹲式（见第131页）

7. 前屈折叠式（见第20页）

8. 后弯式（见第19页）

（根据需要重复。）

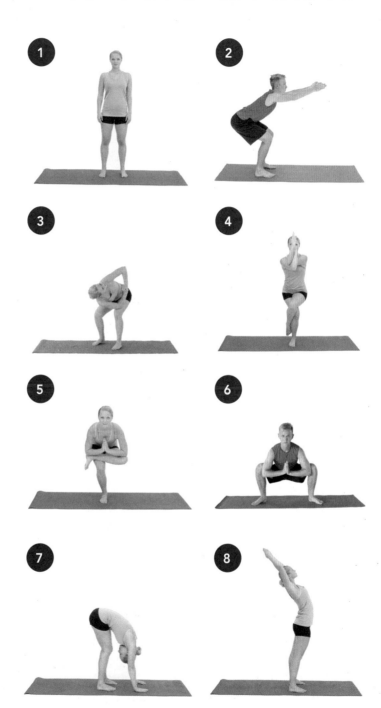

加强三角式平衡流动序列

通过在你的瑜伽练习中加入半月式来挑战并锻炼你的肌肉。

1. 山式（见第17页）

2. 三角式（见第71页）

3. 极致三角式（见第72页）

4. 半月式（见第80页）

5. 扭转半月式（见第81页）

6. 站立劈叉（见第82页）

7. 半月式（见第80页）

8. 三角式（见第71页）

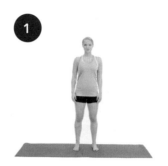
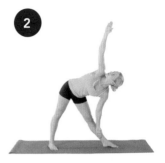
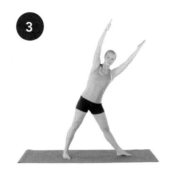
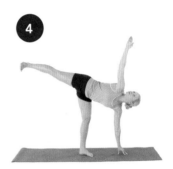
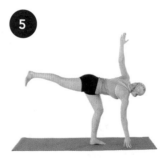
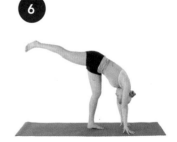
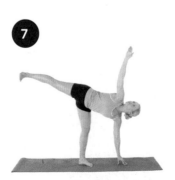
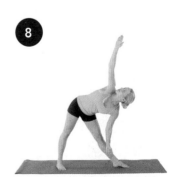

9. 树式（见第39页）

10. 伸展树式（见第40页）

11. 半俄罗斯人式（见第44页）

12. 站立扭转式（见第45页）

13. 三角式（见第71页）

14. 山式（见第17页）

（在另一边重复这个序列。）

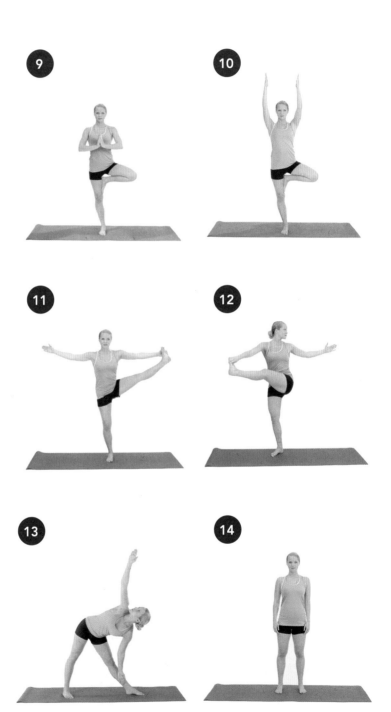

力量平板流动序列

是时候来解答为什么平板式应该成为每个运动员的灵魂伴侣了。你也可以在前臂上做平板式。

1. 山式（见第17页）

2. 后弯式（见第19页）

3. 前屈折叠式（见第20页）

4. 下犬式（见第23页）

5. 经典平板式（见第87页）

6. 抬腿平板式（两边都做）（见第98页）

7. 冰冻蜘蛛侠平板式（两边都做）（见第96页）

8. 反转平板式（见第89页）

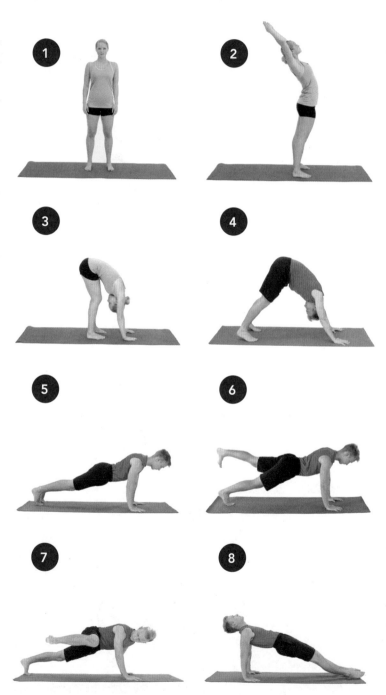

9. 大力水手平板式（见第99页）

10. 大力水手点地平板式（见第100页）

11. 弓式（见第33页）

12. 超人式（见第115页）

13. 经典平板式（见第87页）

14. 盘旋平板式（见第94页）

15. 上犬式（见第25页）

16. 婴儿式（见第119页）

（根据需要重复。）

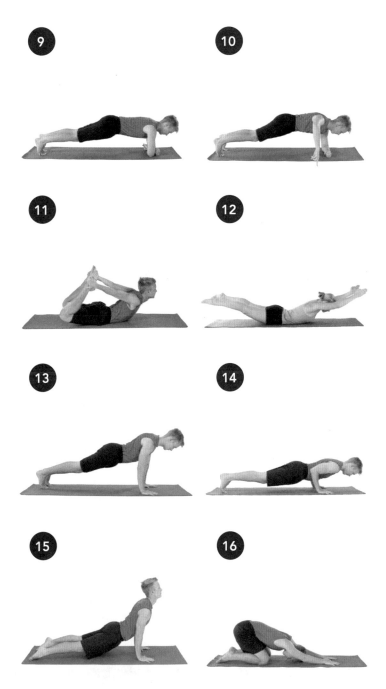

平衡与能量流动序列

通过这个能令你汗流浃背的流动序列来再次增强你的核心力量与整体平衡能力。

1. 山式（见第17页）

2. 树式（两边都做）（见第39页）

3. 舞者式（两边都做）（见第43页）

4. 前屈折叠式（见第20页）

5. 宽腿身印式（见第79页）

6. 幻椅式（见第27页）

7. 幻椅扭转式（两边都做）（见第78页）

8. 战士三式（两边都做）（见第57页）

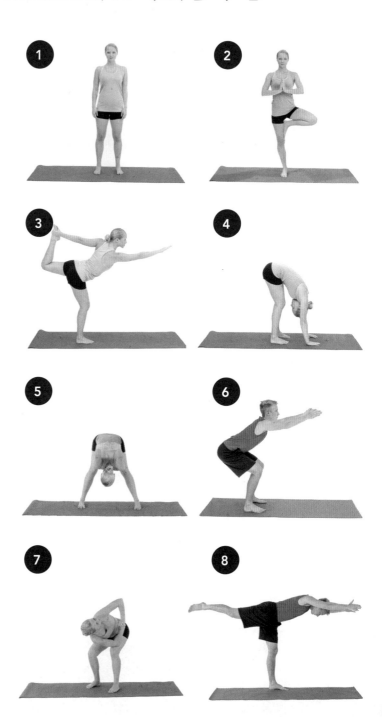

9. 下犬式（见第23页）

10. 经典平板式（见第87页）

11. 上犬式（见第25页）

12. 婴儿式（见第119页）

13. 肩桥式/轮式（见第116页）

14. 山式（见第17页）

15. 鹰式（两边都做）（见第46页）

16. 头到膝式（两边都做）（见第42页）

（根据需要重复序列。）

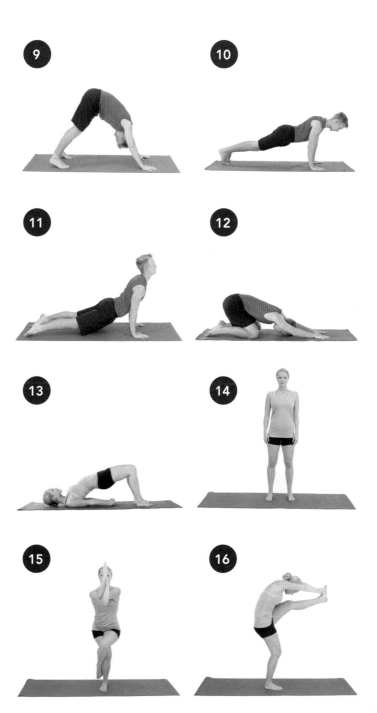

强大的腿部弓步与战士流动序列

尽管很忙，但也需要体验并释放你的弓步力量。这是一个能够带来持续的平衡、力量与专注力的强化流动序列。

1. 山式（见第17页）

2. 前屈折叠式（见第20页）

3. 下犬式（见第23页）

4. 三腿狗式（见第24页）

5. 新月弓步（见第74页）

6. 鹰式弓步（见第75页）

7. 鹰式弓步指针式（见第76页）

8. 站立劈叉（见第82页）

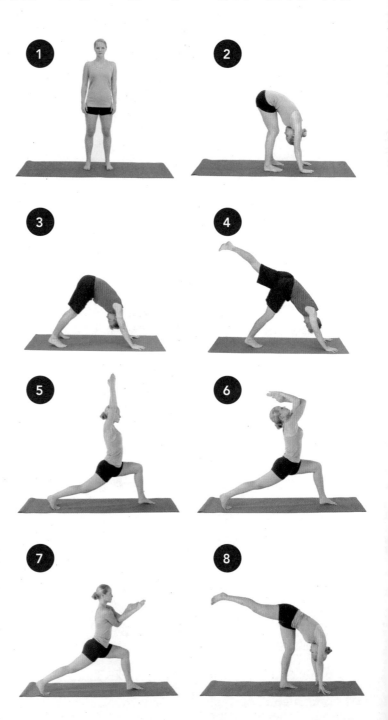

9. 身印战士（见第62页）

10. 侧屈战士（见第67页）

11. 战士扭转式（见第68页）

12. 宽腿新月弓步（见第83页）

13. 冰冻门摇摆平板式（两边都做）（见第97页）

（在另一边重复步骤4~13。）

14. 走动的前屈折叠式（见第85页）

15. 宽腿身印式（见第79页）

16. 山式（见第17页）

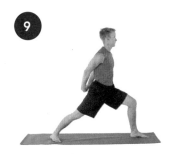

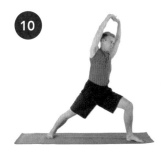

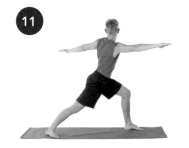

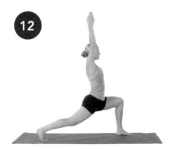

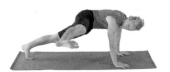

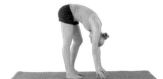

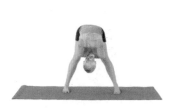

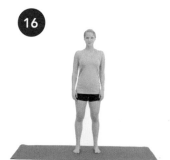

终极战士与平衡流动序列

这个流动序列是一个发展无限耐力的序列。即使你的双腿已经开始颤抖，也要保持对身体的控制。

1. 山式（见第17页）

2. 树式（见第39页）

3. 星式（见第48页）

4. 流星式（见第49页）

5. 舞者式（见第43页）

（在另一边重复步骤1~5。）

6. 山式（见第17页）

7. 高山式（见第29页）

8. 侧屈式（两边都做）（见第18页）

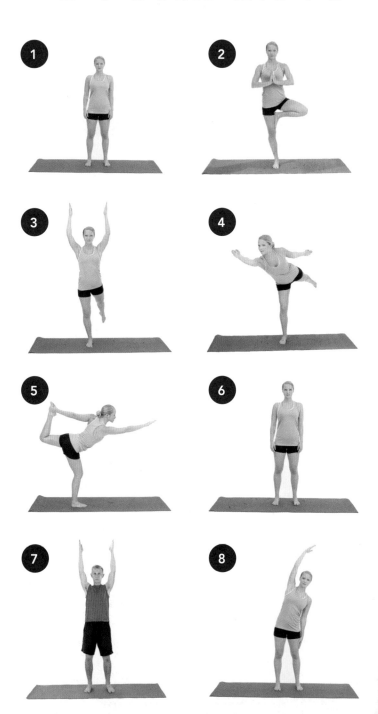

9. 后弯式（见第19页）

10. 前屈折叠式（见第20页）

11. 下犬式（见第23页）

12. 三腿狗式（见第24页）

13. 战士一式（见第55页）

14. 身印战士（见第62页）

15. 身印战士三式（见第63页）

16. 战士三式（见第57页）

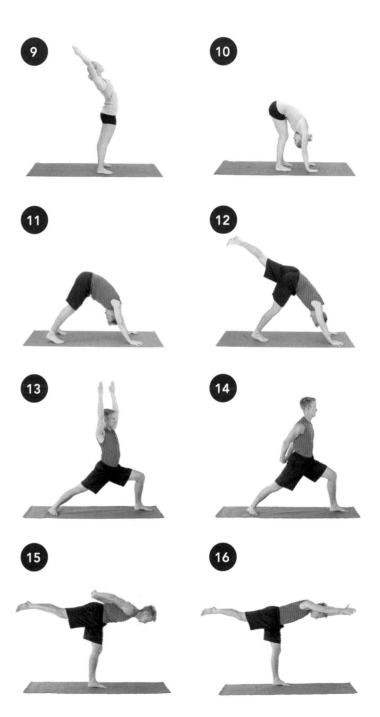

17. 站立劈叉（见第82页）

18. 新月弓步（见第74页）

19. 倒转的战士（见第58页）

20. 自豪的战士（见第60页）

21. 战士缠绕式（见第61页）

22. 蜘蛛侠战士（见第69页）

23. 下犬式（见第23页）

24. 婴儿式（见第119页）

（做一个深呼吸，然后在另一边重复步骤11~24。）

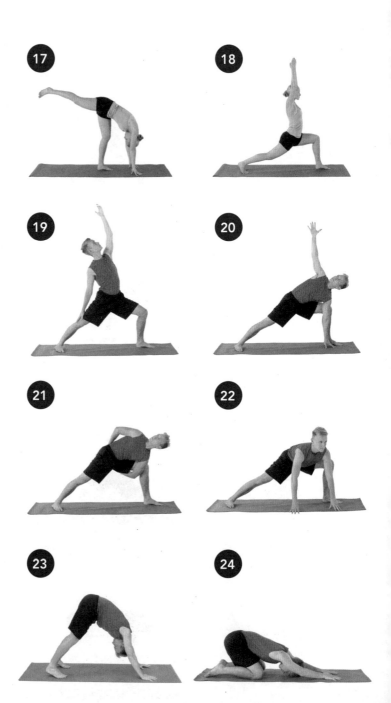

肌肉撕裂的力量瑜伽流动序列

这个流动序列是关于如何撕裂、雕塑并拉长你的肌肉的。因为这些美丽的平板式变体强度更大，所以它们不是为那些胆小鬼准备的。现在做一次深呼吸，然后准备好闪耀吧。

1. 山式（见第17页）

2. 后弯式（见第19页）

3. 幻椅式（见第27页）

4. 幻椅扭转式（两边都做）（见第78页）

5. 前屈折叠式（见第20页）

6. 海豚式（见第34页）

7. 前臂平板式（见第88页）

8. 向外走的平板式（见第90页）

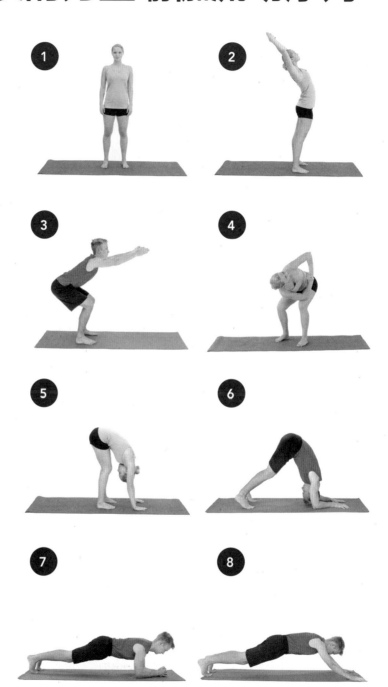

9. 超人式（见第115页）

10. 宽平板式（见第92页）

11. 完全船式（见第110页）

12. 鹰式船式（两边都做）（见第111页）

13. 轮式（见第116页）

14. 肩倒立（见第30页）

15. 平衡熊式（见第52页）

16. 下犬式（见第23页）

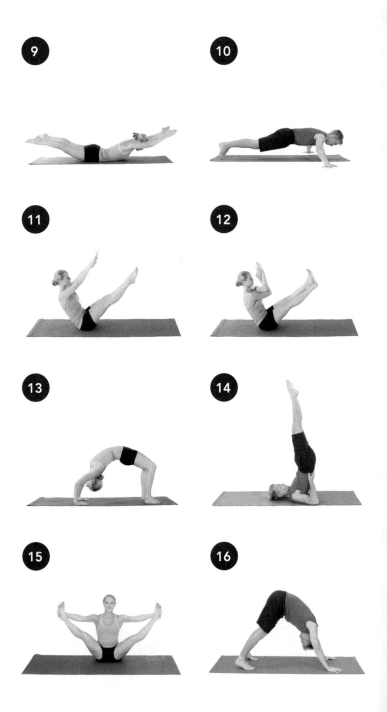

17. 盘旋平板式（见第94页）

18. 上犬式（见第25页）

19. 捕手深蹲式（见第131页）

20. 乌鸦式（见第35页）

21. 盘旋平板式（见第94页）

22. 上犬式（见第25页）

23. 海豚式（见第34页）

24. 猫式平板式（见第95页）

（根据需要重复。）

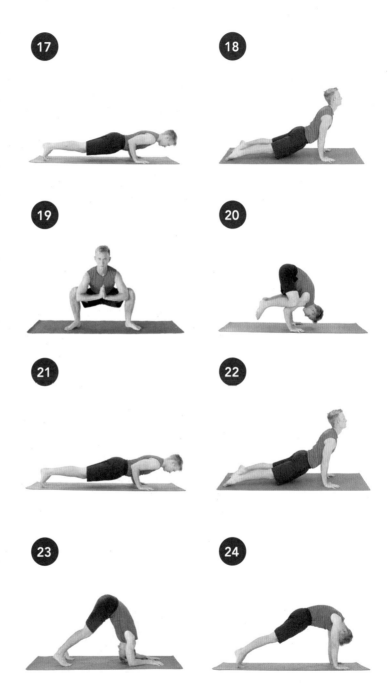

力量瑜伽强核心流动序列

当你把力量瑜伽与核心训练结合在一起时，会发生什么呢？你将获得额外的速度、力量、身体控制与心理控制。这是终极核心力量与柔韧性训练。每一个想要站在自己所从事的运动项目的最高峰的运动员，都必须将这个练习加入到他们的训练计划中去。

1. 下犬式（见第23页）

2. 经典平板式（见第87页）

3. 前臂平板式（见第88页）

4. 弓式（见第33页）

5. 上犬式（见第25页）

6. 经典平板式（见第87页）

7. 鼻到膝式（两边都做）（见第108页）

8. 婴儿式（见第119页）

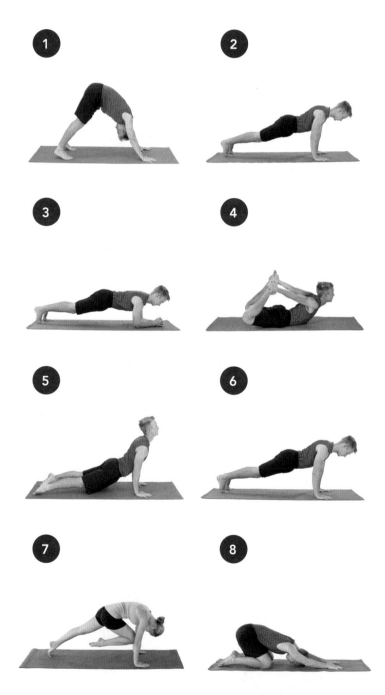

9. 超人式（见第115页）

10. 盘旋平板式（见第94页）

11. 侧板式（两边都做）（见第91页）

12. 抬腿平板式（两边都做）（见第98页）

13. 平衡猫式（两边都做）（见第106页）

14. 笨拙的飞机式（两边都做）（见第107页）

15. 螃蟹式（见第105页）

16. 完全船式（见第110页）

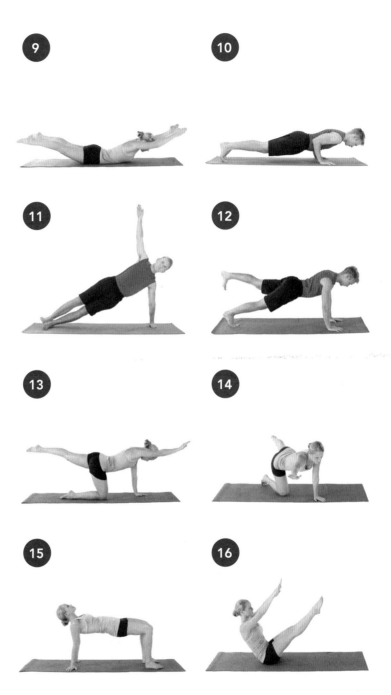

17. 宽腿船式（见第113页）

18. 轮式（见第116页）

19. 完全船式（见第110页）

20. 轮式（见第116页）

21. 完全船式（见第110页）

22. 膝盖收拢式（见第132页）

23. 极致船式（见第114页）

24. 仰卧脊柱扭转（两边都做）（见第125页）

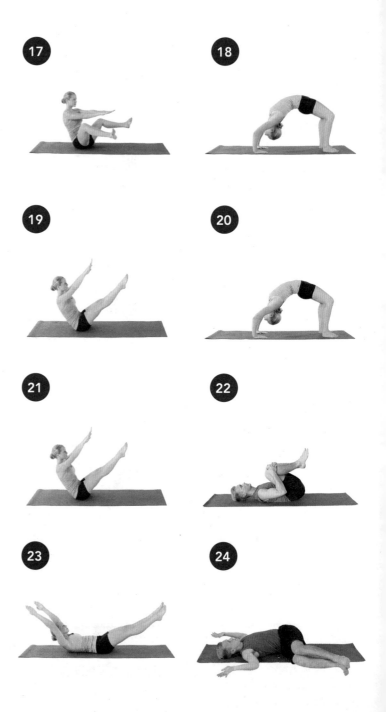

第11章
耐力流动序列

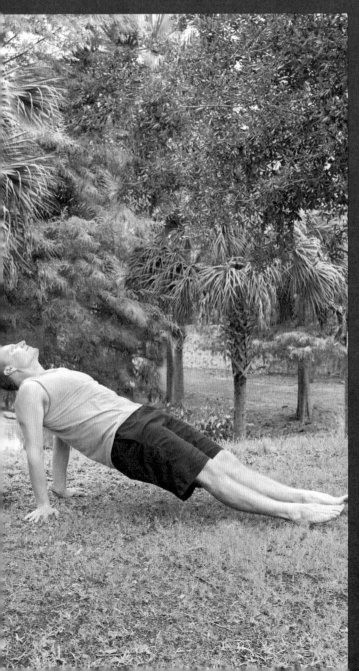

这里是两个完整的瑜伽练习流动序列，它们让这本书变得更有价值，并成为你能够随身携带的完整的力量瑜伽练习序列。有了这些流动序列，我们能够开发身心的最大潜能，建立强壮、修长、精干的肌肉群，并同时建立惊人的柔韧性。准备好以流汗的形式来排出体内毒素，体会力量瑜伽无与伦比的效力，感受它为你的运动表现带来的好处。你可以重复做每个序列，或者把几个序列结合起来一起做——让这些练习真正对你起作用，并根据你的需要做出一些调整。将每个体式保持1~2次深呼吸，并且在体式转换的时候靠呼吸来获得最佳的练习效果。额外奖励：在我的YouTube频道上，跟我一起来练习这些序列。

肖恩·维格的个人力量瑜伽流动序列

当我需要减少一些肌肉，激励自己，建立不可思议的力量和伸展整个身体时，我就会练习这个流动序列。重复尽可能多的次数。

注意： 这个序列中包含较多的平板式，那是因为我希望你能够成为你可以做到的最好的运动员。

1. 走动的前屈折叠式（见第85页）

2. 下犬式（见第23页）

3. 经典平板式（见第87页）

4. 向外走的平板式（见第90页）

5. 盘旋平板式（见第94页）

6. 弓式（见第33页）

7. 超人式（见第115页）

8. 经典平板式（见第87页）

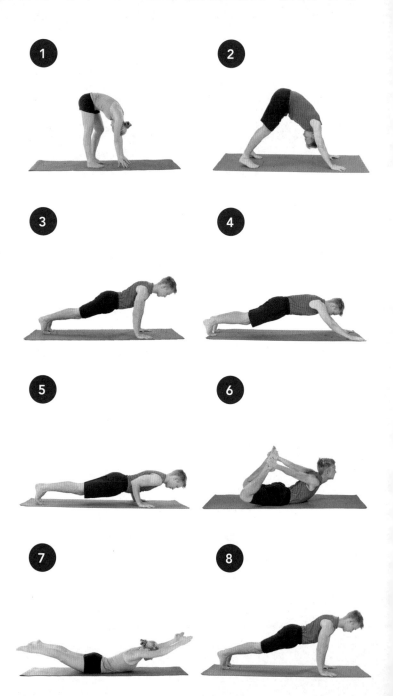

9. 幻椅式（见第27页）

10. 经典平板式（见第87页）

11. 幻椅式（见第27页）

12. 鹰式（两边都做）（见第46页）

13. 后弯式（见第19页）

14. 单腿幻椅式（两边都做）（见第47页）

15. 盘旋平板式（见第94页）

16. 海豚式（见第34页）

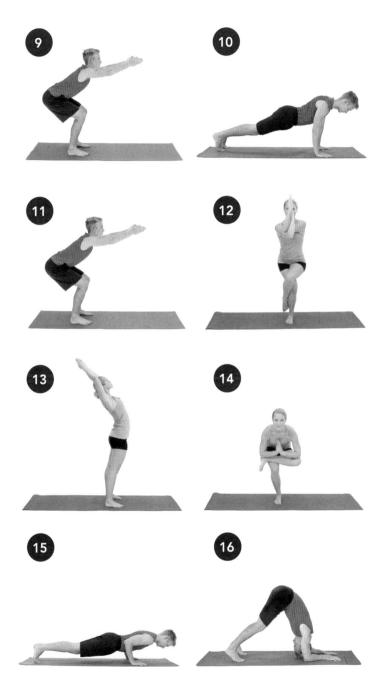

17. 上犬式（见第25页）

18. 桌面平板式（两边都做）（见第101页）

19. 下犬式（见第23页）

20. 三腿狗式（见第24页）

21. 新月弓步（见第74页）

22. 鹰式弓步（见第75页）

23. 战士一式（见第55页）

24. 身印战士（见第62页）

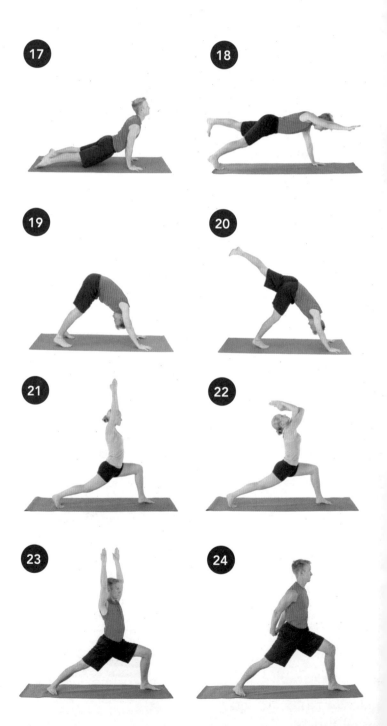

25. 身印战士三式（见第63页）

26. 站立劈叉（见第82页）

（在另一边重复步骤19~26。）

27. 完全船式（见第110页）

28. 肩桥式（见第116页）

29. 极致船式（见第114页）

30. 轮式（见第116页）

31. 冰冻剪刀式（两边都做）（见第104页）

32. 极致船式（坚持到不能再保持体式为止，根据需要重复，并选择一个放松流动序列来为这个练习进行完美收尾。）（见第114页）

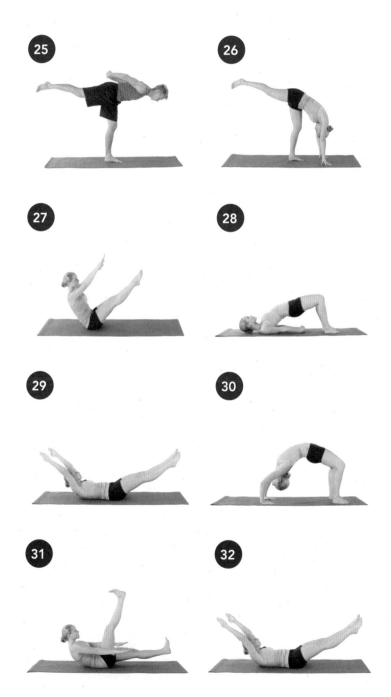

185

你个人的力量瑜伽运动人士流动序列

这是本书的官方流动序列。你辛苦地练习了这么久，全身心地投入到这些无尽的体式中，是时候获得回报了。这个序列会让你流汗，挖掘更深的身体潜能。你是一个运动员，要永不停止。这就是我们为什么训练的原因！该序列练习完之后，选择一个放松序列来进行完美收尾。

1. 山式（见第17页）

2. 前屈折叠式（见第20页）

3. 平背式（见第21页）

4. 经典平板式（见第87页）

5. 盘旋平板式（见第94页）

6. 上犬式（见第25页）

7. 侧板式（两边都做）（见第91页）

8. 经典平板式（见第87页）

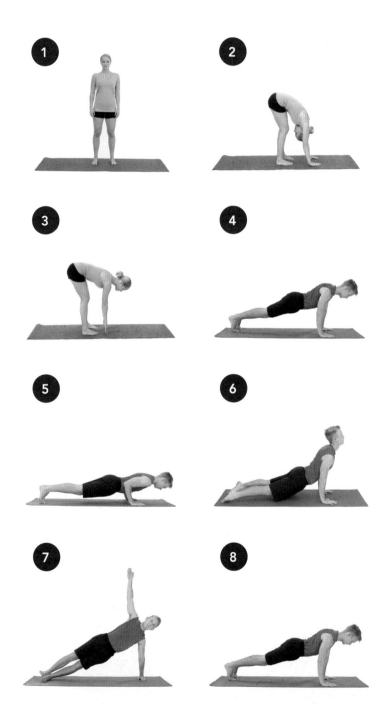

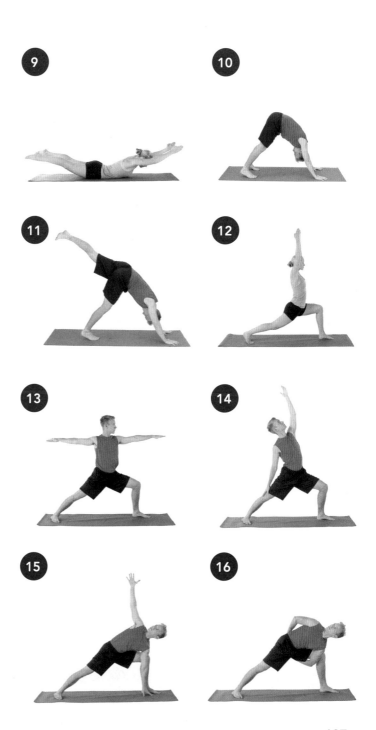

17. 倒转的战士（见第 58页）

18. 半月平衡式（见第 50页）

19. 扭转半月平衡式（见第51页）

20. 站立劈叉（见第82页）

（在另一侧重复步骤10~20，然后继续。）

21. 经典平板式（见第87页）

22. 反转平板式（见第89页）

23. 伸展船式（见第112页）

24. 乌鸦式（见第35页）

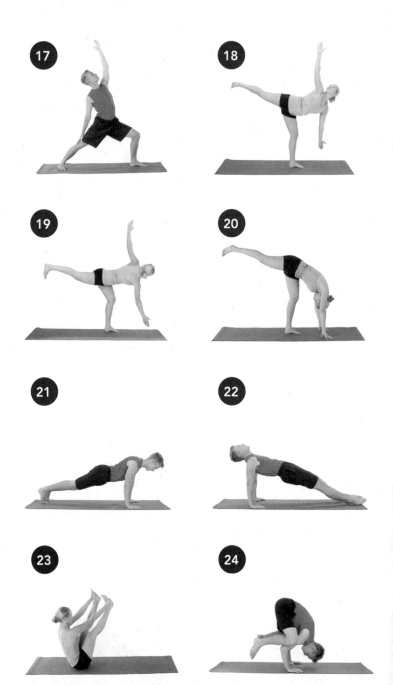

25. 平衡熊式（见第52页）

26. 鹰式船式（两边都做）（见第111页）

27. 平衡猫式（两边都做）（见第106页）

28. 鼻到膝式（两边都做）（见第108页）

29. 冰冻剪刀式（见第104页）

（两边都做，坚持到不能再保持体式为止。）

30. 下犬式（见第23页）

31. 走动的前屈折叠式（见第85页）

32. 山式（见第17页）

（根据需要尽量重复练习这个序列。）

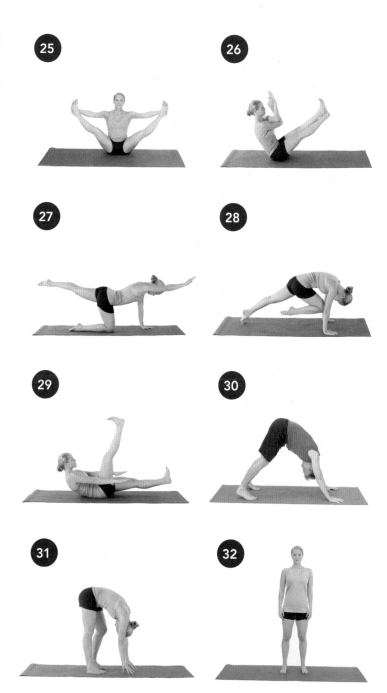

附录
根据适用运动类型区分的训练图标

我为那些想要在最短时间里把瑜伽加入到他们特定运动训练中的人士创造了这些训练图标。也许要从书中这100多个体式里面找到最适合你的体式有点困难。为了能够迅速地开始练习，可以简单地从图标中查找你所从事的运动项目或体育活动，再从第1~8章的体式图示与描述中找到你最需要的体式来练习。这些是由你亲自挑选的体式系列，将为你的运动训练助一臂之力。请注意，本书的每一个体式都将给身心带来动态的改善。在这里，适合每项运动的体式以易于查阅的字母表的形式列出。如果要练习完整的编排好的力量瑜伽流动序列，请看本书第9~11章。把这些体式加入到你现有的运动项目中，并将每个体式保持5~10次深入到深层腹肌的呼吸，注意使用鼻子吸气与呼气。

橄榄球

自从超级碗的冠军西雅图海鹰队曝出新闻称他们在规律地练习瑜伽之后，专业与业余球队蜂拥而上，让他们的球员都去上瑜伽课，希望看到和海鹰队一样的效果。橄榄球场上的勇士们成群结队地涌向瑜伽课堂，来改善他们的力量、柔韧性、意志力、呼吸、效率、速度、专注力，增强对损伤的抵抗力，并延长他们在这个有史以来最残酷的运动中的职业生涯。没有比瑜伽能更有效地结合力量、柔韧性与专注力的身体练习了。

拉弓战士（见第66页）	弓步扭转（见第84页）
笨拙的飞机式（见第107页）	仰卧脊柱扭转（见第125页）
后弯式（见第19页）	山式（见第17页）
平衡熊式（见第52页）	身印战士（见第62页）
弓式（见第33页）	鸽子式（见第36页）
骆驼式（见第28页）	犁式（见第31页）
捕手深蹲式（见第131页）	扭转战士（见第58页）
幻椅式（见第27页）	扭转半月式（见第81页）
乌鸦式（见第35页）	跑者伸展式/金字塔式（见第127页）
海豚式（见第34页）	肩桥式/轮式（见第116页）
下犬式（见第23页）	侧角战士（见第59页）
鹰式（见第46页）	蜘蛛式（见第123页）
鹰式弓步（见第75页）	站立扭转式（见第45页）
鹰式弓步指针式（见第76页）	跨坐式/跨坐扭转式/侧屈跨坐式（见第122页）
伸展船式（见第112页）	树式（见第39页）
极致三角式（见第72页）	三角式（见第71页）
前屈折叠式（见第20页）	上犬式（见第25页）
半船式（见第109页）	走动的前屈折叠式（见第85页）
半月式（见第80页）	战士一式（见第55页）
手倒立式（见第53页）	战士三式（见第57页）
快乐婴儿式（见第124页）	战士缠绕式（见第61页）
头到膝式（见第42页）	宽腿身印式（见第79页）
低弓步/劈叉（见第120页）	

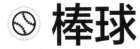 棒球

棒球和板球需要快速反应能力、精确的手眼协调能力、长时间静止之后惊人的迅速启动能力，以及在外场手之间推球前进或将球击出界外的力量。游击手需要敏捷并快速地移动，投掷手需要强壮的身体、柔韧的肩部以及强大的核心力量，接球手需要平衡力与强壮的双腿，击球手需要强大的核心与柔韧的髋部，一垒手必须有能够劈叉的柔韧性。力量瑜伽能够让你的身体保持强壮、灵活，具备所有这些棒球运动所需要的身体素质甚至更多。这里是一些能够提升你的运动水平并延长你在这个领域的职业生涯的瑜伽体式。

⊛ 篮球

该运动几乎一直是在跑动与跳跃，造成了腘绳肌与下背部紧张、髂胫束缩短、臀部酸疼以及频繁的脚踝扭伤问题。很多顶尖职业选手开始运用瑜伽来让身体增强柔韧性，强化脚踝区域的肌肉群，以此增加脚踝的耐力，使运动员在球场上跑动的时候更加顺畅。难怪那些职业球员与大学球员意识到瑜伽体式能够挖掘出他们在球场上的巨大潜力。

后弯式（见第19页）	鸽子式（见第36页）
弓式（见第33页）	犁式（见第31页）
捕手深蹲式（见第131页）	扭转三角式（见第73页）
幻椅式（见第27页）	扭转战士（见第58页）
舞者式（见第43页）	扭转半月式（见第81页）
鹰式前屈折叠式（见第129页）	肩桥式/轮式（见第116页）
燃料式（见第130页）	肩倒立（见第30页）
前屈折叠式（见第20页）	侧屈式（见第18页）
完全船式（见第110页）	侧屈战士（见第67页）
半月式（见第80页）	站立半月式（见第77页）
半俄罗斯人式（见第44页）	站立劈叉（见第82页）
手倒立式（见第53页）	跨坐式/跨坐扭转式/侧屈跨坐式（见第122页）
快乐婴儿式（见第124页）	树式（见第39页）
头到膝式（见第42页）	三角式（见第71页）
膝盖收拢式（见第132页）	上犬式（见第25页）
低弓步/劈叉（见第120页）	战士缠绕式（见第61页）
弓步扭转（见第84页）	宽腿扭转（见第117页）
鼻到膝式（见第108页）	柳树式（见第41页）
单腿幻椅式（见第47页）	

自行车

地球上最棒的运动之一是自行车！自行车手有肌肉线条明显的双腿、充足的耐力、精确的心理控制力以及让人超级羡慕的新陈代谢能力。在这些益处之下，想象一下有了瑜伽还能带来什么。你不必想太多，瑜伽首先能够大幅提高你的自行车运动表现，一举击败你的对手！这些瑜伽体式中的核心力量与柔韧性训练将带给你强大的速度与控制能力，并专注于改善你四肢的延展和稳定性或是增强短时冲刺的能力。你也能够在这些瑜伽体式中伸展紧张的髋部与膝关节，进而能够更长时间地掌控你的身体与自行车。让这些体式延长你对自行车运动的热爱吧。

高尔夫

我有幸训练过许多职业的或即将成为职业运动员的高尔夫球手。他们来到我的课堂上，寻求一些全身的调整来让自己一直保持100%的好状态。让我们弄清楚高尔夫球手必须要做瑜伽的原因：它有助于改进你的上杆水平，建立并加强核心肌群，把球打得更远，并能改进、修正你的姿势，降低杆数。为什么？因为这些体式能够增强髋部、腿部和核心的力量，提高身体的灵活性，并同时让你的肩部和手臂产生更多挥杆的力量。最终，让你进入职业俱乐部。另外，深入、专注的呼吸能够放松你的身体，把氧气泵入肌肉，消除挥杆时的紧张。

猫/牛式（见第128页）	仰卧脊柱扭转（见第125页）
捕手深蹲式（见第131页）	鸽子式（见第36页）
婴儿式/穿针引线式（见第119页）	伸向天空式（见第103页）
新月弓步（见第74页）	扭转战士（见第58页）
海豚式（见第34页）	肩桥式/轮式（见第116页）
下犬式（见第23页）	侧角战士（见第59页）
鹰式（见第46页）	侧屈式（见第18页）
鹰式船式（见第111页）	蜘蛛式（见第123页）
鹰式前屈折叠式（见第129页）	站立扭转式（见第45页）
鹰式弓步（见第75页）	星式（见第48页）
鹰式战士（见第64页）	仰卧蝴蝶式/摊尸式（见第133页）
伸展船式（见第112页）	三腿狗式（见第24页）
平背式（见第21页）	树式（见第39页）
折叠树叶式/交叉腿折叠树叶式（见第121页）	上犬式（见第25页）
前屈折叠式（见第20页）	走动的前屈折叠式（见第85页）
门式（见第32页）	战士一式（见第55页）
半船式（见第109页）	战士扭转式（见第68页）
头到膝式（见第42页）	宽腿身印式（见第79页）
障碍式（见第126页）	宽腿扭转式（见第117页）
膝盖收拢式（见第132页）	

⊗ 冰球

　　我打了10多年的冰球，可以告诉你这是一项既令人兴奋又折磨人的运动。它需要极强的有氧能力与整体的身体控制能力相结合，令你能够飞向冰面，穿过进攻者，击球进门。冰球运动员同样因为他们繁重的训练日程表而很难有充分恢复身体的时间。又因为过度训练而导致连续承受伤病的困扰。练习瑜伽吧。这些体式能够在保持核心、臀部与髋部强壮的同时放松并伸展整个身体，并对身体损伤具有修复能力。你将获得额外的力量来无情地打压你的对手，只要你下定决心。

平衡猫式（见第106页）	身印战士（见第62页）
骆驼式（见第28页）	身印战士三式（见第63页）
幻椅式（见第27页）	单腿幻椅式（见第47页）
幻椅扭转式（见第78页）	扭转战士（见第58页）
婴儿式/穿针引线式（见第119页）	跑者伸展式/金字塔式（见第127页）
螃蟹式（见第105页）	流星式（见第49页）
新月弓步（见第74页）	侧屈式（见第18页）
乌鸦式（见第35页）	蜘蛛式（见第123页）
舞者式（见第43页）	站立半月式（见第77页）
海豚式（见第34页）	超人式（见第115页）
下犬式（见第23页）	仰卧蝴蝶式/摊尸式（见第133页）
鹰式（见第46页）	虎式（见第37页）
极致船式（见第114页）	上犬式（见第25页）
极致三角式（见第72页）	战士一式（见第55页）
平背式（见第21页）	战士二式（见第56页）
折叠树叶式/交叉腿折叠树叶式（见第121页）	战士三式（见第57页）
前屈折叠式（见第20页）	宽腿新月弓步式（见第83页）
弓步扭转式（见第84页）	宽腿船式（见第113页）
仰卧脊柱扭转式（见第125页）	宽腿下犬式（见第26页）

跑步

在我的线下课堂以及网络课堂上有许多跑者客户，他们主要抱怨的问题是包括大腿、腘绳肌、下背部、小腿、髋、肩部在内的这些地方非常僵紧。这些僵紧的问题减慢了他们的速度，令能量流失，并且在许多情况下导致了疼痛。我把这些瑜伽体式组合在一起，令它们能够最大程度地帮你放松身体，站得更高，用更好的姿势跑得更快。另外，瑜伽中的呼吸能够将更多的氧气带入身体，有助于建立更好的耐力。

平衡熊式（见第52页）

弓式（见第33页）

骆驼式（见第28页）

新月弓步（见第74页）

舞者式（见第43页）

下犬式（见第23页）

鹰式前屈折叠式（见第129页）

鹰式弓步式（见第75页）

燃料式（见第130页）

折叠树叶式/交叉腿折叠树叶式（见第121页）

冰冻剪刀式（见第104页）

完全船式（见第110页）

半船式（（见第109页）

障碍式（见第126页）

仰卧脊柱扭转式（见第125页）

鸽子式（见第36页）

扭转战士（见第58页）

跑者伸展式/金字塔式（见第127页）

蜘蛛式（见第123页）

跨坐式/跨坐扭转式/侧屈跨坐式（见第122页）

超人式（见第115页）

走动的前屈折叠式（见第85页）

宽腿下犬式（见第26页）

⚽ 足球

这是事实：足球运动员能够从瑜伽中受益，因为它能改善柔韧性、力量及耐力。通过将瑜伽加入到你的训练中，能够大大改善足球运动所需要的极好的灵活性，并能够降低受伤的风险。这些体式可以放松肌肉，并且让身体适应足球运动的强度，准备好持续地跑动、头球、踢、冲刺，甚至是为了夺得冠军而去奋力地攻城掠地。让我们练习吧。

后弯式（见第19页）	鸽子式（见第36页）
弓式（见第33页）	犁式（见第31页）
捕手深蹲式（见第131页）	自豪的战士（见第60页）
幻椅扭转式（见第78页）	伸向天空式（见第103页）
新月弓步（见第74页）	扭转半月平衡式（见第51页）
乌鸦式（见第35页）	肩桥式/轮式（见第116页）
下犬式（见第23页）	侧屈式（见第18页）
鹰式前屈折叠式（见第129页）	站立劈叉（见第82页）
鹰式战士（见第64页）	跨坐式/扭转跨坐式/侧屈跨坐式（见第122页）
伸展船式（见第112页）	超人式（见第115页）
折叠树叶式/交叉腿折叠树叶式（见第121页）	仰卧蝴蝶式/摊尸式（见第133页）
前屈折叠式（见第20页）	上犬式（见第25页）
冰冻剪刀式（见第104页）	走动的前屈折叠式（见第85页）
门式（见第32页）	战士一式（见第55页）
半月平衡式（见第50页）	战士二式（见第56页）
障碍式（见第126页）	战士三式（见第57页）
弓步扭转式（见第84页）	战士缠绕式（见第61页）
仰卧脊柱扭转（见第125页）	宽腿身印式（见第79页）
单腿幻椅式（见第47页）	

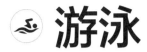 游泳

　　游泳是我最爱的运动之一，因为在游泳的时候关节会很轻松，并且让整个身体以不同的方式动起来。但是花太多时间在水里进行这项阻力最小的运动，并且缺乏交叉身体训练（做其他种类的运动），会导致身体的顺位失调，缺乏骨骼力量以及骨密度下降。通常我的游泳客户也是跑者，所以我喜欢让他们在建立力量、平衡以及柔韧性的同时也伸展他们的肌肉。在瑜伽垫上使肌肉越修长、越强大，你就能在游泳池里游得越快。游泳选手们，做这些瑜伽体式，然后在泳池中技惊四座吧！

平衡猫式（见第106页）	仰卧脊柱扭转（见第125页）
婴儿式/穿针引线式（见第119页）	犁式（见第31页）
海豚式（见第34页）	自豪的战士（见第60页）
下犬式（见第23页）	扭转半月平衡式（见第51页）
鹰式（见第46页）	肩桥式/轮式（见第116页）
鹰式弓步（见第75页）	跨坐式/跨坐扭转式/侧屈跨坐式系列（见第122页）
鹰式弓步指针式（见第76页）	超人式（见第115页）
鹰式战士三式（见第65页）	仰卧蝴蝶式/摊尸式（见第133页）
极致船式（见第114页）	树式（见第39页）
完全船式（见第110页）	上犬式（见第25页）
半月平衡式（见第50页）	战士一式（见第55页）
手倒立（见第53页）	宽腿下犬式（见第26页）
头到膝式（见第42页）	宽腿身印式（见第79页）

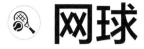 网球

网球是在心理上最艰苦的运动之一。只有你自己在球场上来回跑动，停下来又开始，总是使用身体的一侧追逐着网球，并且一直要保持专注。我之所了解这些是因为我打了很多年网球，但不幸的是那时我完全不知道瑜伽。瑜伽体式能够帮助练习者保持肌肉协调，并能够改善平衡。网球运动的生理需要会造成一些球手的肩部、手臂、髋部和腿部的僵紧。这些瑜伽体式能够有针对性地改善核心与腿部力量、全身柔韧性、协调性以及耐力，并能预防损伤。

拉弓战士（见第66页）	犁式（见第31页）
后弯式（见第19页）	自豪的战士（见第60页）
骆驼式（见第28页）	扭转三角式（见第73页）
捕手深蹲式（见第131页）	扭转战士（见第58页）
幻椅式（见第27页）	肩桥式/轮式（见第116页）
幻椅扭转式（见第78页）	肩倒立（见第30页）
新月弓步（见第74页）	侧屈式（见第18页）
舞者式（见第43页）	蜘蛛式（见第123页）
下犬式（见第23页）	蜘蛛侠战士（见第69页）
鹰式（见第46页）	站立半月式（见第77页）
鹰式船式（见第111页）	跨坐式/跨坐扭转式/侧屈跨坐式（见第122页）
鹰式弓步式（见第75页）	超人式（见第115页）
鹰式弓步指针式（见第76页）	仰卧蝴蝶式/摊尸式（见第133页）
极致船式（见第112页）	树式（见第39页）
极致三角式（见第72页）	三角式（见第71页）
折叠树叶式/交叉腿折叠树叶式（见第121页）	上犬式（见第25页）
前屈折叠式（见第20页）	走动的前屈折叠式（见第85页）
低弓步/劈叉（见第120页）	战士二式（见第56页）
仰卧脊柱扭转（见第125页）	战士三式（见第57页）
身印战士（见第62页）	宽腿扭转式（见第117页）
身印战士三式（见第63页）	柳树式（见第41页）
鸽子式（见第36页）	

索引

致谢

非常感谢我的夫人吉利安，你在我编写本书的过程中始终支持着我，这个过程是令人兴奋的，同时也是充满压力的。非常高兴你在2007年再次来到我的普拉提课堂，并且我毫不犹豫地约你出去！"我因你而存在。"

感谢我的父母——罗伯特和贝弗莉，还有我的姐姐金。多年来你们一直是我坚强的后盾，即便是在那12年艰苦的职业剧院演员生涯中。我非常爱你们。（当他们来看我时都会上我的课，并且在我让他们做平板式时非常开心。）

要对我最好的两个朋友SS和彼得说声感谢。你们不仅在生意层面，更在我个人的成长层面激励、推动我去学习与成长。每天我都因为有你们而感谢上帝。"你们会一鸣惊人的。"

感谢我的摄影师特里与两位出色的模特凯特林和马特。当我们做出了一个大胆的选择，打算在书里面加入更多的瑜伽体式时，你们表现得如此专业、风趣，并且十分有耐心！感谢你们所有辛苦的工作。

感谢邦尼·鲍曼非常宝贵的校对工作，纠正了我的一些语法错误。

最终要感谢出版社的杰西卡，是你发现了我并给了我这么棒的机会来写这本书。和你一起工作非常愉快，感谢你忍受在我偶尔疲惫不堪时的坏脾气。

关于作者

肖恩是一名瑜伽、普拉提以及自行车教练，他最近从佛罗里达湿地搬到了科罗拉多山区。他教授过超过5000课时的团体课程，并且他的"男士普拉提"DVD被《普拉提风格》杂志评选为"最佳男性运动"。肖恩是在全世界都广受欢迎的瑜伽和普拉提老师，在市面上有1000多个训练视频。你可以通过他的YouTube频道或他的个人网站观看这些视频。

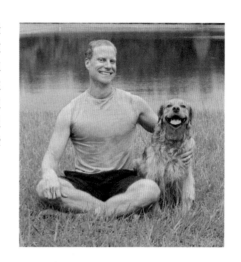

关于摄影师

特里·佐林格是一位有8年经验的生活方式摄影师，她热爱形象地记录生活。摄影一直是她的兴趣爱好，并且在有了孩子之后成为她生活的重要部分。特里的摄影工作室就这么水到渠成地成立了。特里·佐林格的摄影艺术是充满创造力的。她的摄影事业蒸蒸日上，为各地的客户捕捉了美好的时刻，比如孩子的第一步、事业的里程碑时刻、生活的重要转变等。迄今为止，她曾经与超过400位客户一同工作，并依然在期待新的冒险与可能性。特里·佐林格与她的丈夫以及两个孩子住在佛罗里达。你可以通过发邮件到terri@terrizphotography.com来欣赏她更多的作品。

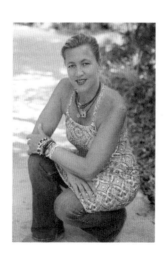